Heibonsha Library

養生問答

平凡社ライブラリー

Heibonsha Library

養生問答

平成の養成訓

五木寛之
帯津良一

平凡社

本著作は二〇〇七年十二月、平凡社より刊行されました。

迷いと疑問の渦の中から——はじめに

五木寛之

さきに『健康問答』という対話集を出した。現代統合医学の第一人者である帯津良一さんとの共著である。

この対話集は、私たちも驚くほどの大きな反響を呼ぶこととなった。それはひとえに帯津さんの人間的な姿勢と、寛容な医学者としての明快な言葉が、多くの人びとの心をつよく打ったからにちがいない。

西洋と東洋、理論と経験、そのどちらにも偏《かたよ》らず、帯津さんは率直に語ってくださった。むずかしい事をやさしく、やさしいことを深く、そしてわからない事はわからないとはっきり言うことは、至難のわざである。

そして今度また『養生問答』が世に送られることとなったのは、読者のかたがたの強い希望に後押しされてのことである。一冊の本は、著者の意欲だけで生まれるものではない。それを求める人びとと時代の力こそが、私たちの背中を押して本を作らせたのだ。

「本当はどうなのだ」という声が巷《ちまた》にみちあふれている。ことに民間療法といわれる補完代替医療《だいたいいりょう》の世界では、まったく対立する論が私たちを迷わせ、立ちすくませる。

玄米は体に良くない、という意見が出たと思えば、ウォーキングにも問題あり、とする論者もいる。高濃度ビタミンCの大量投与がおどろくべき治療効果がある、という説も、最近あらたな話題となった。

しかし、世の中の物事は、かならずしも黒か白かでは決まらない。しかし、それでもなお私たちは心の中で問い続けずにはいられない。「本当はどうなのか?」と。『養生問答』は、わからないことをわからないと、勇気をもって語る対話集である。そのことだけでも、大きな意味があると私は思う。健康も養生も、つきせぬ興味をひめた深い世界だ。私は帯津さんと共に、手さぐりで歩きつづけるしかないと覚悟を決めて、この一冊を読者の皆さんの前にさし出すこととした。この自分も、悩みと疑いの中に生きる一人としてである。

養生問答◎目次

第四章　気功で高める生命エネルギー

第五章　ガン療法の森

第六章 スピリチュアル・ヒーリングの謎

第七章 心身に快い療法を求めて

第八章　百人百療法の素晴らしさ

第一章

民間療法とどう向き合うか

Q1 民間療法は、なぜいま脚光を浴びるのか

五木 最近、いわゆる民間療法（代替《だいたい》療法）というものに、あらためて、人びとの関心が向いているような気がします。数年前にアメリカでは、西洋近代医学に支払う医療費と民間代替療法に支払われるものが、はじめて逆転したというニュースがありましたね。中国でも、気功の一種といわれる法輪功《ほうりんこう》がさかんなようです。ただ、この集団があまりに力をもちすぎたというので、政府が禁止するという事件が起きましたね。

帯津 法輪功の場合は、しかし特殊ですね。医療問題というよりも、社会問題、政治問題といった面のほうが強いのではないでしょうか。

五木 たしかに、法輪功は特殊な例でしょうが、いま、世界中いろんな形で、民間療法のほうに、人びとが非常に多く流れていますね。これはいったい、何なんだろうと思うんです。私は先日はじめて、補完代替医療学会の会合に招かれて行ったんです。免疫学《めんえき》者の多田富雄《ただとみお》さんが会長さんをなさっているんですね。東京・お台場《だいば》の、東京ビッグサ

イトという大きな会場でしたが、民間療法を専門にされているかたが、何千人もいらして、こんなにたくさんいるのかと、びっくりしたのですけれども。

そこで、帯津さんにお伺《うかが》いしたいのですが、これまで、どちらかというと、胡散《うさん》くさいとか、非科学的などと言われていたような療法に、なぜいま、人びとは顔を向けたと思いますか。

帯津　そうですね。欧米で代替療法が台頭《たいとう》してきたのは、おおむね一九九〇年代に入ってからですね。まあ、二十年ぐらいの歴史でしょうか。

五木　そうですか。私はもうちょっと前かと思っていました。ヒッピー・ムーブメントのころに、アメリカ先住民のスピリチュアルなものが、非常に注目を集めた時期がありましたね。その時代、六〇年代かと思ったら、そうじゃないんですか。

帯津　たしかに、六〇年代あたりから、そういう考えが出てきたんですね。ただ欧米ばかりでなく日本でも、一般的に広く人びとが興味を示してきたのが、九〇年代に入ってからだと思うんです。

それは考えてみると、ガンとかエイズとか、あるいは膠原《こうげん》病にしてもアトピー性皮膚炎にしても、どうも西洋医学だけではだめだ、西洋医学は期待に応《こた》えてくれないという現実が、西洋医学一辺倒時代のなかで、広がっていったと思うんです。西洋医学を信用しないわけじゃないけど、満足いく形で応えてくれないから、ほかのことにも目を向けようという患者さんの気持ちが、その底辺にあると思うんです。

五木　ああ。私は、一般の人たちのあいだには、じつは以前から、そういうものがあったと思っているんです。ところが、西洋医学を学ばれた、近代的な専門家のあいだでは、「鍼《はり》ですか、まあ、やりたいならおやりなさい」という感じで、基本的には民間療法のような世界に、まったく目を向けていなかったと思うんですね。それが、患者さんのほうから、西洋薬では治《なお》らなかったけれど、こんなむかしからの療法をやったら治ったよ、というような現実に医者がぶつかる。

そういう事実に、つまり西洋医学的エビデンス（科学的根拠）のない療法について、帯津さんをはじめとして、いろんな専門家のかたたちが、そういうなかの見るべきものに、心を開いてというか、寛容に接するようになったのが、九〇年代ぐらいからのような気がしているんです。

いまでも、たとえば東北の方では、なにかというと、「拝み屋さん」のようなかたのところへ行ったりしますね（笑）。

帯津　ええ。

五木　そういう療法は、オーソドックスな、正統な医療の世界からは、まったくといっていいほど、認められていなかった世界ですね。

帯津　ええ。

五木　いま、帯津さんをはじめとして、西洋医学の医師が、ようやく民間療法というもののなかにも　大事なことがあるのではないかというふうに、関心を示したり、謙虚に接するようになってきた……。でも、一般の人たちは、むかしからやってましたでしょ（笑）。

帯津　そうですね。

五木　松江のちょっと先に、一畑薬師《いちはたやくし》という古いお寺がありましてね。そこは眼病にご利益《りやく》があるというので、全国から、ここに湧《わ》き出る水で目を洗いに来るというんです。大丈夫《だいじょうぶ》かなと思うのだけれども、お寺のかたに聞くと、眼科の医師のかたが患者さん何十人かを連れて、講《こう》をつくって来られるという話でした。

いや、面白いなあと思いました。ご利益も、いまでは立派な西洋療法なのかと（笑）。心理療法的なものなのでしょうけれども。

帯津　ただ、祈るというのは、なにか心地《ここち》よいものですね。だから眼科の先生も、そういう気持ちを大切にしたんじゃないでしょうかね。

五木　なるほど。人びとの願望というのは、数かぎりなくあるわけですけれども、数年前、私は「百寺巡礼」ということで、日本中のお寺をまわりました。そのとき、つくづく実感したのですが、護摩木《ごまき》とか幟《のぼり》とか、巡礼者がお寺に奉納するものに自分の願いを書くでしょう。そのなかで「病気平癒《へいゆ》」がトップなんですね。

病気平癒、商売繁昌、家内安全というのが、日本人の心を占めている三大願望といわれるのですが、そのなかのトップが病気平癒。ということは、それほどみんな、病気に苦しんでいるということなんですね。

その病気平癒ということに関して、ここが痛い、あそこが痛いと不快な症状があるのに、病院で検査をしても出てこない。つまり、どこも悪くないと言われて、「いや、悪いんですけど」、「でも、検査の結果、どこも悪くない」というようなことが、しばしば生じますね。

帯津　ええ。

五木　そうすると、やっぱり患者さんにしてみれば、これはちょっと病院もあてにTならないな、というふうに思ったりしますね。私の知り合いのかたで、そのかたは大変なインテリだったのですが、西洋医学の療法がうまくいかず、民間療法といわれるものを模索されていました。結局、両方ともいい結果が出ず、亡くなられましたが、身近にいろいろな人たちを見ていますと、民間療法に行く患者さんの心理が、私には、とてもよくわかるんですね。

帯津　そうですね。だいたい、医学界の中枢《ちゅうすう》にいるかたというのは、民間療法をふくめ、いわゆる代替療法（補完代替医療）のようなことを評価しないわけですけれども、ご自分の家族がガンになったりすると、私のところへいらっしゃるんですよ（笑）。

それは、まあ正直なところで、いいと思うんです。ある程度、西洋医学の限界もわかっていますし、さりとて代替療法を、べつに百パーセント信頼しているわけじゃないけど、なにか可能性があるかもしれないと思うんですね。そうすると、私はありがたく診《み》させていただいて、アドバイスしたり、あるいは漢方薬やホメオパシーのレメディ（第三章参照）を処方したりするんですけれども。

五木　私の、感覚的な印象でいうと、西洋医学の療法に比べて、代替療法というか、民間療法は、患者さんに対してやさしいところがあるのではないでしょうか。それに対して、西洋医学の療法は、ともかく痛い目にあう。苦しい目にあって当たり前。それを耐え忍ぶことこそ患者道だ。そういう覚悟を強《し》いるなにかがあるんですね（笑）。西洋医学には、権威的なといいますか、治すのは医者で、患者は何をされても文句がいえない弱者、そういう構図があるんじゃないかと。

帯津　そうかもしれませんね。

五木　だから、民間療法には、患者さんの側にしてみれば、傷ついた人間として、そのまま受け入れてもらえて、手荒なことをされないというイメージがあるんでしょうね。もしかしたら、たいして効《き》き目がなくても、そちらのほうがいいという選択も、あるのではないでしょうか。

◎医者の見解◎

患者さんは、西洋療法なのか民間療法なのか、とくに区別して考えているわけではありません。要するに、病気が治癒《ちゆ》の方向にすすめば良いと受けとめているのです。医療者にくらべてじつに率直なので、それでいいのだと思います。

Q2　民間療法は、ほんとうに有効か

五木　これまで民間療法というと、おばあちゃんの智慧《ちえ》といった言い伝えや、呪《まじな》いのたぐい、科学的根拠《エビデンス》が乏しい、気休めのようなものというイメージがあったのですが、帯津さんたちが提唱していらっしゃる、ホリスティック医学や、補完代替《だいたい》療法とおなじものと考えていいんでしょうか。

帯津　補完代替療法というのは、西洋医学以外の治療法のことですから、当然、民間療法も、補完代替療法の一部にはちがいありません。そして、この補完代替療法と西洋医学がいっしょになったものが、統合医学なんです。これはあくまでも、「病《やまい》」というステージにおける方法論の問題です。

しかし、ホリスティック医学は、病というステージにとどまらず、生老病死《しょうろうびょうし》すべてのステージをつらぬく、生き方の問題まで触手《しょくしゅ》が広がります。つまり、対象の大きさがちがうのです。

五木　ああ。なるほど。いわゆるオーソドックスな医療というと、西洋医学に代表されるように、医学の専門の大学を卒業し、国家資格の医師免許を持った人が行なう療法であり、その治療法についての科学的裏づけがなされているという認識があります。そうすると、漢方や中国医学、あるいはインドの伝統医学アーユルヴェーダなどは、日本では医療に入らないのですか？

帯津　漢方薬や鍼灸《しんきゅう》は、代替療法にはちがいありませんが、わが国では健康保険の対象になっていますから、オーソドックスな医学の仲間に、一応は入っているんですね。アーユルヴェーダは、その点で、まだオーソドックスとはいえないんではないでしょうか。

五木　それぞれの国に伝わる、伝統医学というと、日本にも、アイヌ民族が口伝《くでん》で継承してきた自然医学というものがあるし、チベットには独特のチベット医学があり、それらはみな、それぞれの文化や宗教観と深くかかわりがあるわけですね。アイヌ医学は薬草に関する知識を、体系的に分類しているそうですね。

帯津　私は、アイヌ医学について詳《くわ》しく知らないんですが、以前、関西気功協会の津村《つむら》喬《たかし》さんと対談したとき、彼が話していました。アイヌの人たちは、森全体がメディスン・ストアみたいになっていると考えていて、たとえば、子供のおしゃぶりはこの木から作ると情緒が安定するとか、神にメッセージを届けるときにはこの木を使うといった具合に、キチンと整理されているんですってね。

五木　ああ。森に行けば、そこにはあらゆる病気に効《き》く木が生《は》えている。いわば森は、自然の薬局なんですね。だけど、いまではアイヌの人たちも、たとえば風邪《かぜ》をひいたら、やっぱり、普通のお医者さんか薬局に行くようですね（笑）。

帯津　そうみたいですね。津村さんが現地に行って、古老に話を聞いても、逆にびっくりされたそうです。アイヌ医学といっても、そんなものあったのか？　という顔をされたそうです。

五木　医学とか、医療といった、大上段にかまえたものではなくて、親から子へ、孫へと語り継がれた、経験知なのでしょうからね。

帯津　ええ。それは、チベット医学の流れを汲《く》む、蒙古《もうこ》医学にもいえますね。私の病院は、内モンゴルのハイラルという町の、ホロンバイル盟立病院と交流があるんです。私があちらに行ったり、また、あちらから先生がうちの病院に来たりしているのですが、蒙古医学にかんしては、研究のしようがないんですね。文字も、まったくちがいますし、内モンゴルの医学校で正式に授業として教えるわけでもない。だけど、彼らは、自分の中に伝統的にもっているんですね。中国人のお医者さんがいいますよ。食道ガンに関しては、彼らのほうが、なぜかうまいと。

五木　そうですか。日本人からみれば、中国医学あるいは中医学といって、一つに括《くく》ってしまいますが、じつは、漢民族の医学体系のほかに、少数民族の伝統医学があるわけですね。それらがいっしょになって、さらに強力な医療となっていくといいんですが、なかなか難《むずか》しいでしょうね。

帯津　そうですねえ。いわゆるセクショナリズムということになると、中国人には、それは堅牢《けんろう》なものがありますものねえ。

五木　世界各地の伝統医学は、民間療法の集大成のような気がしますが、ほかに民間療法というと、どんなものがあるのでしょうか。

帯津　私は大きく、八つのカテゴリーに分けています。だいたいどこでも、このような分類だと思います。整理しますと……。

①アーユルヴェーダ、中国医学などの伝統医学系。

②独自の思想や哲学に基づいて編み出されたもの。ホメオパシーなど。

③人間の手をつかって施術する手技療法で、カイロプラクティックや頭蓋仙骨矯正法《ずがいせんこつきょうせい》

とか、指圧、鍼灸、マッサージ。
④心身相関療法。その療法が心と体の両方に働きかけて、深いリラックス効果を呼び、症状が軽減されるもの。自律訓練法、瞑想、イメージ療法、アロマテラピー、音楽療法など。
⑤エネルギー療法で、気功、スピリチュアル・ヒーリングなど。

五木　ああ。⑤の気功でいうと、自分で行なう内気功《ないきこう》だけではなく、気功師やヒーラーに「手かざし」などをしてもらう、外気功《がいきこう》もはいっているんですか？

帯津　そうですねえ。内気功もまた、エビデンスということになると、まだまだですが、外気功となると、もっとお寒いかぎりですものねえ。

五木　食事についての民間療法もありますね。

帯津　ええ。⑥が、食事、栄養療法。玄米や菜食主義、サプリメントについてもこのカテゴリーにはいります。
⑦が、薬物療法。薬草や自然薬、またはワクチンなどがそうです。
⑧が、免疫療法。
うちの病院は、ガンの患者さんが多いので、それぞれのカテゴリーの中で、とくにガ

ンに効果のあると思われるものを集めています。

五木　ガンに効果がある民間療法と、ほかの病気に効き目のあるものとは、はっきりしたちがいがあるんでしょうか。

帯津　原則的にはありません。ただ、ガンの場合は、「死病」という先入観がありますから、うまくいかなくても、ある諦観《ていかん》というものが生じますが、ガン以外の病気だと、効果をいつまでも追求されるという厳《きび》しさはありますねえ。つまり、ガンのほうが甘さがあるんですよ。

五木　それにしても、テレビの健康情報番組や健康雑誌には、次からつぎへと、さまざまな民間療法が取り上げられて、すべてに即効性があるようにセンセーショナルに登場しますが、これには、どうも眉につばをつけてしまうような感じを持ちます。だって、すべてが安全で、効き目があるのならば、いまごろすべての難病に苦しむ人は、いなくなっているはずですから（笑）。

民間療法もまた、あらゆる健康法と同じで、百人百様だと思うんですよ。Aさんに効いても、Bさんには効果があるとは限らない。同じ病気の人から、自分が治ったからといって熱心にすすめられて、盲信して飲んでいたところ、症状がかえって悪化したなどということは、よく耳にするところですから。

帯津　ええ。

五木　最近読んだある新聞記事で驚いたのですが、玄米と白米とではどちらが健康に良いかというと、じつは白米ではないかという説が出ていたんですよ。

玄米はたしかにミネラルが豊富だけれども、それが体内に吸収され、蓄積される率は、白米にくらべると低い。だから玄米食だけをつづけていると、貧血になりやすいというんです。これも、いままでの玄米信仰に水を差すものですね。

帯津　おっしゃるとおりです。民間療法の場合、多くはエビデンスがないわけですから、オーソドックスな医療を受けるとき以上に、自分の直感を研《と》ぎ澄《す》ませて判断したほうがいいですね。

それが自分に合えば、素晴らしい効果が出る可能性もあるわけですから。

◎医者の見解◎

民間療法は、いまだ解明されていない領域です。素晴らしい宝もあれば、毒もある可能性があります。自分の直感を研ぎ澄ませて用いるのが良いでしょう。

Q3　西洋医学か民間療法か

五木　九〇年代のアメリカで、西洋医学から民間療法の世界に足を踏み入れたというか、西洋医学の世界から逃亡したのが、アンドルー・ワイル博士だと思うんですが、ワイル博士の一連の著書を読んで、強い衝撃を受けたんですよ。

日本語では『癒《いや》す心、治《なお》る力』（角川書店）というタイトルで「自発的治癒」（Spontaneous Healing）について書かれている本の中に、ハーバード医学校の研修医コースを修了したワイルさんが、どうしてアマゾンの奥地に、シャーマンを訪ねる旅に出たのかということが書いてありました。

その理由が、権威ある大学で高等教育を八年間受けたけれど、手に入れることができなかった「人の病気を癒すための、実用的な秘訣《ひけつ》」を探すことだという告白に、ショックを受けたんです。帯津さんは、ワイルさんと親交があるとか？

帯津　そうですすねえ。ずいぶん古くからのお付き合いです。最初は、日本ホリスティック医学協会のシンポジウムに来ていただいたときでしょうか。

次が、ワイルさんが穂高《ほだか》の養生園《ようじょう》で、医師向けの統合医学のセミナーを開いたとき、コメンテーターとして、私にお声がかかったのです。三日間ほどの日程でしたが、ワイルさんも風呂好きで、私も風呂好き。よく、お風呂でいっしょになったものです。だから、よけいに親しさがあるのですかねえ。

五木　帯津さんが、民間療法をも視野に入れはじめたのは、やはり、西洋医学オンリーのガン治療に、限界を感じられたからですか？

もともと武術や呼吸法をしていらして、東洋思想にも通じていらしたから、わりと偏見なくその壁をこえられたんでしょうね。

帯津　そうですねえ。これだけの日進月歩が、ガンの治療成績に反映されないのは、なにか西洋医学には手の届かないところ、生命とか心とかの目に見えない領域が、人間にはあるのではないかと考えたのです。

もちろん、生命の目に見えないところに思いを遣《や》るということは、武術の経験というものが、一役買ってはいるでしょうねえ。

五木　なるほど。西洋医学と民間療法との併用は、可能ですか。民間療法だけでいったほうがいいと思われるケースもありますか？

帯津　もちろん、ケース・バイ・ケースですが、原則的には、選択の幅は、広いほうがいいですよ。

◎医者の見解◎

西洋医学に限らず、医学はいまだ発展途上の学問です。すべてに対して偏見を排し、適材適所をモットーに、あらゆる療法を併用するのがいいでしょう。

Q4　漢方の体観《からだかん》は、西洋医学とどうちがうか

五木　私は、つねづね疑問に思っていることなんですが、どうも漢方の体観《からだかん》と、西洋医学の体観とでは、根本的な、思想のちがいがあるように思うんですね。

帯津　ちがいますね。漢方は、なんといってもつながりを重視します。天人合一《てんじんごういつ》で、環境とのつながりをみますから、全然ちがうわけですね。ただ、歴史的には、はじめは同じだったわけです。西洋ではヒポクラテスだとか、東洋には扁鵲《へんじゃく》だとかがいたころには、そっくり同じことをやっていたと思うんですね。それが紀元二世紀あたりで、方向が変わったんです。

　片やガレノスというローマの名医が出て、体の中をみはじめて、実験病理学というのをすすめていくわけですね。片や張仲景《ちょうちゅうけい》が有名な『傷寒論《しょうかんろん》』を書いて、いわゆる中国医学の、全体をみる医学としての基礎を固めて、二手に分かれていったわけです。

五木　ああ。『傷寒論』というのは、急性の熱病の治し方を記《しる》したといわれるものです

ね。その時点で、漢方はすでに、体全体をみていたんですね。

帯津　そうですね。だけれども西洋医学でも、ガレノスは「気」のような存在を認めていたふしがあるんです。ガレノスの体観というのは、「精気論」というんですか、その根幹には、「プネウマ」とヨーロッパで言いますけど、体内の「気」のような力の存在を信じていたんですね。ところが、ウイリアム・ハーヴィが「血液循環の法則」というものを見いだして、血液は心臓から出て心臓へ還《かえ》ることを発見します。血液循環の本を書いたのが一六二八年ですけれど、そこで、もう完全にプネウマを切り捨てたわけです。

五木　気のような力、精気のような力が仮にあるとしても、それは目に見えないエネルギーだから、医学とは関係ないと。

帯津　ええ。気のような見えないものは、医学にはいらないんだと。人間は機械なんだという思想を、ウイリアム・ハーヴィは主張したんです。それで分かれていったんですけれど。ところが、西洋医学がいま、壁にぶちあたってみると、また精気論的な、エネルギー学的な方向に、ちょっと関心を持ちはじめてきているんですね。私はおそらく、またどこかで、東西医学がいっしょになると思うんですね。もう少し先に行くと。だから面白いと思うんです。

五木　ああ。ホメオパシーに対する関心というのも、そういう感じがありますね。

帯津　そうですねえ。日本の漢方が、また中国とちがうでしょう。中医学は要するに、宇宙の万物を陰と陽の二つに分ける、陰陽五行学説《いんようごぎょう》をよりどころにしているんですけど、日本の漢方はそうじゃないですね。一つひとつの症例を大事にしている。

古典でいうと、中国医学は『黄帝内経《こうていだいけい》』の流れをたどっているわけです。

五木　日本の漢方は『傷寒論』ですね。

帯津　ええ。『黄帝内経』と『傷寒論』のちがいがあって、『黄帝内経』は陰陽五行学説に頼っているところがあるんですよ。

五木　『傷寒論』はそうじゃない。

帯津　日本漢方と、中医学が少しちがうというままに、いま日本では、それこそ二本立てで、中医学をやる人もいれば、日本漢方をやる人もいる。そういうところがちがうわけですよね。

五木　日本の漢方医療というのは、国家資格ですか。

帯津　じつは、日本の場合、漢方医というのはいないんです。西洋医学の医者が、どこかで漢方を習って、やっているというのが現実です。

五木　そうですか。日本でも、漢方医と名乗っていますよね。私は漢方が得意ですよと、名乗っているだけでね。そういう意味での漢方なんですね。

帯津　いま、正確には、そういう資格はないわけです。

五木　その漢方が、いま大変な人気です。その理由のひとつに、一般には、漢方薬は副作用がないことがあげられますが、実際にはどうなんですか。

帯津　漢方では、証というのをとるでしょう。その証を間違えると、大変です。たとえば、病名対比でいって、肝炎の人は小柴胡湯《しょうさいことう》と決めて、証の如何《いかん》にかかわらず肝炎がきたら小柴胡湯を出すということが、以前は多く行なわれていたわけですね。それで間質性肺炎を起こしたりして問題になって、小柴胡湯は、いまあまり使われなくなりましたね。

五木　証を見ないで、マニュアル的に処方した結果起きたと。

帯津　ええ、証の間違いなんですね。たとえば熱しなきゃいけない人を、冷やしちゃったりするのと同じで、証の間違いが多いのだろうと思うんです。漢方薬そのもので、たとえば黄精《おうせい》というのは、それで肝炎を起こすことがあるんです。だから決して、漢方薬も、副作用がないなどと安心はできないですね。

五木　いや、副作用がないなんてこと、絶対あり得ないですね。人間の体って、ほんとに微妙なものですからねえ。上半身と下半身で証がちがうとか。上半身は熱っぽいのに下半身は冷えていて、温布薬をいっぱい貼《は》ってとか、いろんなことがあるんですから。

帯津　そうですね（笑）。そういうのにまた、漢方は効《き》くのがあるんですよね。上はほてって、下が冷えている人とか。

五木　ほう。それは、おなかが冷えているということですか。

帯津　おなかというか、足先が冷えてて、顔はぽっぽとしている。

五木　ぽっぽとして熱い。

帯津　そういう場合は、温経湯《うんけいとう》なんていうのを使いますね。

五木　そこには、いろんな理屈が成り立ちますよね。じつは私も、いろんな理屈を説明してもらったことがあるんですけど、どうもピンとこない（笑）。そういうときは、おなかが冷えているから、血の循環がよくなくて、頭のほうで血がまわるんだとかね。たしかに、血液の循環が、全身的によくないということは事実でしょうけど。足が冷えているというのは、そういうことでしょうから。

ところで、中国ではあまり髪の毛を洗わないほうがいいというそうですね。

帯津　そうですね。

五木　髪についた脂《あぶら》とか、汚れとかで、頭を保護しているからだそうですね。とくに女性は、髪の毛が豊富にあるということは、結局、女の人のほうが冷えやすいから、それを保護するためである、それを毎日のように洗うのは、冷えを増進させている、温《あたた》めなければいけないのに、逆のことをやっていると。髪の毛は、一週間に一度ぐらいしか洗っちゃいけないという。

帯津　中国の人は、たしかにお風呂もあんまり入らないし、口臭なんかも強い人が多いでしょう。「望《ぼう》・聞《ぶん》・問《もん》・切《せつ》」という、四つの診断法が漢方にはありますが、臭《にお》いを嗅《か》ぐというのも、重要な診断法のひとつなんですね。

五木　ああ……。

帯津　日本とか西洋だと、そんなに臭いの感覚で差がないというか、消そうとして努力しますね。中国に、そういうものが生きているというのは、体のありかたは、自然のままでいこうということを、伝統的に考えているのだと思うんですよ。だけど私、ほんとはやっぱり、小ぎれいなほうがいいと思うんですね（笑）。

五木　診《み》るほうだって、汚れてるのはいやでしょう（笑）。

帯津　まあ少し、香水でもなんでも、いい匂《にお》いさせておいたほうがね。

◎医者の見解◎

西洋医学と中国医学では、その体観《からだかん》、ひいては生命観というものが違います。ですから併用の意義もあるし、難《むずか》しさもあります。

Q5 インドのアーユルヴェーダは、日本人に向くか

五木 最近、雑誌などで、デトックス、「毒出し浄化作用」とでもいうんですか、その言葉をよく目にしますが、デトックスという考えは、そもそもインドの伝統医学、アーユルヴェーダの考えだそうですね。

帯津 ええ、デトックスとかオイルマッサージとかは、もともとアーユルヴェーダですね。でも、十八世紀の西洋医学も、瀉血《しゃけつ》とか下剤《げざい》を駆使していたわけですから、これもデトックスですよ。

五木 アーユルヴェーダも、人間を心と体の相関関係でとらえるということでは、ホリスティックな医療と考えることができますね。五千年以上前に、自然医学のシステムとして編み出され、ヒンドゥー教の思想に基《もと》づくものといわれていますけれど、これは、現代の人間にも適用できると思うのですが。

帯津 もちろんです。ホリスティックは永遠です。ただ、アーユルヴェーダは時間がか

かるので、いまの日本のような医療制度の中では、なかなか応用しづらいですけれどね。一人に三時間、四時間とかけてやりますから。

要するに、漢方の弁証と同じで、独特な診断体系があるんです。まず診断して、それに対して何をやるかを決めていくわけですね。その中に、オイルマッサージとか、デトックスみたいなのがいっぱいあるわけです。そういうものを、きちっと脈をみて決めたり、診断のもとに治療していくわけです。上からオイルを、たらりたらりと額の真ん中に垂らしたりするでしょう。時間がかかるんですよ。

五木　ヒンドゥー教では、人間の体にはチャクラがあって、そこに入れるとか（笑）。そういう意味があるんですか。

帯津　あるかもしれませんね。

五木　テレビでやっていましたけど、アーユルヴェーダの場合は、薬をつくるときも、祈りとか、念のようなものを込めるそうですね。

帯津　そうですね。ホメオパシーもそうですよ。レメディ（第三章参照）を精製するとき、下に聖書を置いて、その上で激しく振ると効《き》き目が出てくる（笑）。

五木　そういえば、アメリカのアーユルヴェーダ医学のリーダーである、ディパック・

チョプラさんが、アーユルヴェーダの有名な詩を紹介していましたよ。

人のからだは宇宙のからだのごとく
人のこころは宇宙のこころのごとし
小宇宙は大宇宙のごとく
原子は宇宙のごとし
（『癒《いや》しのメッセージ』春秋社）

こういう詩を読むと、自分という存在がなにか壮大に感じられる。じつによいですね。

帯津　ほんとうですね。

◎医者の見解◎

アーユルヴェーダは、ホリスティック医学の原点です。ただし、ほかの医学も、それなりに進化していることを忘れてはなりません。

Q6　ただ一つ、民間療法だけでいいか

五木　民間療法というと、なにかいかがわしい、胡散《うさん》くさいというイメージをもって敬遠する人がいる一方で、西洋医学への不信感からか、なにがなんでも民間療法にしがみついている人もいますね。

帯津　ええ、います。これも問題があると思いますね。

五木　そうですね。私の知り合いの編集者は、西洋医学が嫌いなタイプで、風邪《かぜ》でも歯痛でも、すべて民間療法で治そうとするんです。まず風邪には梅醬番茶《ばいしょうばんちゃ》、熱い番茶に梅干しと生姜《しょうが》汁と醬油を入れてかき混ぜて、熱いうちに、フーフーいいながら、飲むといいます。ほかにも胸がスースーしたり、肩が凝《こ》ったりしたら、キュウレイコンという塗り薬を貼《は》っているそうなんですよ。キュウレイコンって、ご存じでした？　戦前からあるものらしいですが。

帯津　キュウレイコンって、変な字ですけれど、糾勵根《きゅうれいこん》って書くんですよねえ。明治時

代に霜鳥信明《しもとりのぶあき》という人が創製したもので、山梔子《くちなし》とか半夏《はんげ》などの、十種類ほどの生薬《しょうやく》からできているそうです。まあ、鎮痛・消炎作用のある外用塗布薬でしょうね。うちの患者さんも、ときどき使っていますよ。

五木 さっきの編集者なんですが、それで四、五日すると、だいたい風邪《かぜ》はよくなっていたそうですが、あるとき締め切り前日に、熱が出て、高くなりそうなので、一連の民間療法のほかに、ついついドラッグストアで売っている熱に効《き》くという風邪薬を飲んだところ、次の日の朝にはスーッと下がって、気分もよくなっていたというんです。

風邪は治ってよかったんだけど、なんだか自分の信念を捨てたような、複雑な気持ちになったそうです（笑）。

帯津 私も、同じような経験があります。何年か前、中国に行ったときのことなんですが、そのとき北京のホテルで風邪の症状が出たんです。顔がほてって、頭部から背部にかけて重くて、明らかに感冒《かんぼう》の症状なんです。そこで、いつも携帯している葛根湯《かっこんとう》を飲んで、列車でハルビンに行きました。ハルビンのホテルで二、三時間寝ればいいかなと考えていたら、私たちを招待したハルビンの衛生部の人が、これから松花江《しょうかこう》の遊覧を予定しているというんです。せっかくの歓迎なのに、川風にあたって風邪が悪化するのもいやだなと思って、なにか薬をもらえないかと頼んだところ、すぐ「感冒速効片」というカプセルをもってきてくれたんです。

五木　それは、漢方薬のカプセルですか？

帯津　漢方薬とアスピリンが入っている、まさに中西医結合の薬でした。それを飲んでみたら、その名のとおり、即効性がありましたね。すぐ汗が出て、熱が下がり、気分がよくなりました。

五木　そうですか。いそいで症状を取り除きたいというときには、西洋薬のほうが効果的なんですね。ただ、市販の風邪薬や西洋薬は、症状を抑《おさ》えているだけなので、すぐぶり返したりして、予後がすっきりしないという話を聞きます。どうなんですか。

帯津　私の場合は、西洋医学の解熱剤《げねつ》、たとえばＰＬ散《さん》で熱が下がったときと、葛根湯で解熱したときでは、その心地よさには大きな差がありますね。

五木　ああ、たしかにね。でもやはり、民間薬だけに凝《こ》り固まるのではなく、時と場合によっては西洋薬も服用して、つらい症状を取り除いたほうが、いい場合もあるんでしょうね。

◎医者の見解◎

一つの療法にこだわるのではなく、すべての療法を視界の中におさめるべきである。

第二章

手技療法の力

Q7　鍼麻酔《はりますい》はほんとうに効《き》くか

五木　ふつう、民間療法の中の手技療法というと、日本人はまず最初に、鍼灸《しんきゅう》を思い浮かべますね。

帯津　ええ。

五木　私の父親は、膝《ひざ》の外側に三里《さんり》の灸というのを、ずっと据《す》えていました。ひざの外側に、黒いお灸のアザのついている人が、戦前戦中にはいっぱいいました。同じところにずっとお灸を据えていると、黒ずんで、ケロイドみたいになってくる。お灸と鍼《はり》というのは、手技療法の双璧《そうへき》だと思いますが、中国の、たとえば鍼を使った麻酔《ますい》というのは、ほんとうに効果があるんですか。

帯津　私が最初に訪中したとき、いきなり手術場へ連れて行かれて、鍼麻酔でやっている光景を見せられたんです。驚きましたね。

五木　それは、実際の手術だったんですか。

帯津　ええ。北京の病院で、辛育令《しんいくれい》という大物外科医がいて、肺ガンの手術の世界的な権威なんですが、中国医学を推進することにも、情熱を燃やしている医者でしてね。鍼麻酔で、肺ガンの手術をやっているんです。私が入っていったときに、ちょうど左開胸で手術をやっていました。横に寝た恰好《かっこう》で、胸がガバッと開《あ》いていて、外科医が三人でやっていました。

その三人が三人、私を見て歓迎の会釈《えしやく》をするわけです。それは外科医の常識として、ほんとはいけないことなんですね。だれか必ず中を見ていないと、中でなにか突発的に起こったときに対処できませんから。ワッと血が噴き出してきたりしたとかね。それなのに三人とも、にこにこしながら私の方を見て会釈する。私は、まあ手術がうまくいってるんだろうなと思って、患者さんの方を見たら、患者さんもまた、会釈しているんですよ。ガバッと胸が開いているんですよ。

五木　えーっ！　手術されている患者さんが、帯津さんに会釈をしている。

帯津　そうなんです。びっくりしました、これには（笑）。胸を開ける手術のときは、空気が入ると肺がしぼんじゃうんですね。ですから、ときどき肺をふくらませないといけないので、患者さんの気管の中に、管が入っているんです。だから口はきけないんですよ。だけど意識はあるものだから、目で合図してるんですよね。これは、どういうことかなとつくづく思って……。

結局、手術の終わりまで見ていまして、そのあいだ患者さんが、ちょっと顔をしかめるときがあるんです。痛いんでしょうね。そうすると麻酔医が、手に鍼が二本打ってあるんですけど、その鍼の頭を、雀啄《じゃくたく》といって、ちょっちょっと刺激するんですよ。雀《すずめ》が啄《ついば》むように鍼を上下させる。そうするとまた落ち着くんです。

五木　手に鍼を刺して、麻酔をしているんですか。

帯津　ええ。手のつぼ、合谷《ごうこく》と三陽絡《さんようらく》に一本ずつ打ってあったんです。その二本だけですね。

五木　ほう。

帯津　終わってから、辛育令さんに「あれは、だれでも効《き》くんですか」と訊《き》いたら、「いや、そんなことはない。素直な人は効くけど、素直でない人には効かない」というんですね。だから素直でない人を素直にするために、われわれは努力しているんだと。「そのために、どうするんですか」と訊いたら、「手術する三週間前に入院させて、三週間、気功をやらせる。そうすると人間が素直になる」、というんです。それで鍼麻酔が効くようになるってね。

びっくりしましたね、これは。気功で、三週間で素直になるというのも、いま考えてみると、どうかな、という気がしますけれど（笑）。

五木　素直になるということは、ある意味でいうと、暗示にかかりやすいということでもありますね。

帯津　ええ。毛沢東なんかに、心から傾倒しているような人はいいんですって（笑）。どこかに疑いを持ったりしている人は、麻酔がかからないそうです。

五木　うーん。痛みの感覚というのは、そういうふうに、意識でもって変わるものなんですかね。インドの苦行者っていますでしょう。舌に針をいっぱい刺したり、腕に釘を打ち込んだり、いろんなことをする人たちがいますけど、ああいう人たちは、どこかで、意識的に痛みを遮断しているわけなんでしょうか。

帯津　そうかもしれませんね。鍼の場合、あのころの説明は、鍼を打つとβ《ベータ》－エンドルフィンが脳から出る。それが麻酔効果を出すのだろうということでしたけど、いまだにそういう理論かどうか……。

最近では中国でも、鍼麻酔はあまりやりません。手間がかかるんですね。常に見ていなきゃいけないでしょう。西洋医学の麻酔も常に見ているんですけど、機械がほとんどやってくれますから。はじまってしまえば、わりあい楽なんですね。ところが鍼麻酔は、途中で顔をしかめたりしたときに、ちょっちょっとやる。効くときもあるんですけど、効かないときもあるらしいですね。そうすると、途中で西洋医学の麻酔に切り替えなきゃいけない。大騒ぎなんですよ、これがね。

五木 それは、大変だ！

帯津 だから、だんだん実用的でなくなってきて、いまは胸やおなかを開けたりする手術は、鍼麻酔でやってないですね。頭頸部《とうけいぶ》といって、甲状腺の手術とかでは鍼麻酔をやっていますね。

◎医者の見解◎

鍼麻酔は本物です。しかし、日常の実用ということになると、それなりの問題があります。

Q8　西洋医学は鍼《はり》治療を認めているか

五木　疲れや、肘《ひじ》や腰の痛み、ほかにもさまざまな症状に対して、日本人は素直に鍼《はり》治療を受け入れていますね。実際に、治療効果もあげています。単純な疑問なんですが、鍼とかお灸《きゅう》の効果というものを、いわゆる西洋医学では、どういうふうに評価するんですか。

帯津　たとえば、経絡《けいらく》というものは目に見えませんでしょう。解剖しても出てきませんね。だから原則としては、西洋医学では評価してないわけですね。

五木　原則としては、評価していない。

帯津　ええ、鍼で治《なお》すなんてのは、もってのほかだという考えを持っている整形外科の先生、たくさんいますよ。

五木　いまでも。

帯津　ええ。ただ、アメリカで、鍼が一応エビデンスをもって認められてきたのは、こういう患者に何人か鍼を打って、何人に効果があったという、臨床的な判断では認められつつあるんです。だから、原理としては、西洋医学はまだ、はっきりとは認めていないわけです。

五木　西洋医学というのも、結局は、エビデンスというか、治療効果がこれだけあった、なかったという統計的な数字に基《もと》づいていますね。これには、なにかフィクションのようなものがあるように思えて、しかたがないときがあるんですね。

帯津　そうですね。ある意味では。

五木　統計のとりかたというのは、もう自在に、どうにでもなるものでしょう。

帯津　ええ。

五木　交通事故の死者というのは、いま年間七千人台、大幅に減少しているというんですけれども、交通事故が発生して二十四時間以内の死者と、一カ月後、あるいは六カ月後というふうに分けますと、数字はガラッとちがってきます。

帯津　そうでしょうね。

五木　そういうことを考えると、つまり、エビデンスというのも、私はどうしても、いまひとつ信用できない。一つひとつ、個々の例に即して、その人間の状態を総合的に把握できた上でのエビデンスなんだろうかと、疑問が残るんです。

帯津　治療効果というのは、個別的に考えていかなきゃいけないですからね。

五木　私は、近代医学というのは、やはりエビデンスというものへの、過剰信仰があるような気がしているんですよ。近代医学の発展の上で、統計学というのが、すごく大きな役割を果たしているといわれますけれども、統計というのは、これまた、あんまり信じられない。

たとえば、これは冗談に近い話ですけれども、アメリカの大学の学長さんが「わが校は学生たちのあいだに、和気あいあいとした、いい雰囲気があって、昨年卒業した女子学生の五〇パーセントが同級生と結婚した」というので、何人卒業されたんですか？と聞いたところ、いや、二人です。というのがありましてね（笑）。二人のなかの一人が同級生と結婚すれば、五〇パーセントの確率になることは間違いない。だから、統計学というのは、ちょっと、そういう胡散《うさん》くさいところがあると思うんですけれどもね。

帯津　ええ。

五木　そこに、大いなる矛盾を感じるんです。臨床的な治療効果が認められるにもかかわらず、いまだに鍼は、オーソドックスな医学界では評価されないのですから。

帯津　そうです。正しくはね。

五木　これだけ普及しているのに、と思うと、なにか不思議な気がします。

帯津　ほんとですよね。

五木　お灸も、いっしょですか。

帯津　お灸も一緒ですね。ただ、鍼灸師《しんきゅうし》は国家が資格を与えてますから、基本的には認めている形になっているんです。けれども医師たちのあいだで、鍼灸に対する評価というのは、やっぱり分かれますね。まだ信用していない人も結構います。

五木　なんで患者さんが、鍼灸師のところへ行くかというと、たとえば、腰痛なら腰痛に関して、西洋医学でいろんな治療をしても、治《なお》らない。それこそ、病院サーフィンみたいに大病院をあちこちまわっても、治らない。そういうとき、たまたま知り合いが鍼で治ったなんていう話を聞くと、やっぱりそこへ行く。こういうことだろうと思うんですね。

鍼は、人びとがそれに頼って、実際に効《き》く場合がたくさんあるけれども、いまだに鍼の原理とか、科学的根拠というものが、西洋医学では、はっきり証明できないというだけのことなんですね。

◎医者の見解◎

鍼の効果は、だれがなんと言おうと、すでに確立されたものであると、私は考えています。

Q9　鍼《はり》の名人の見極めかたはあるのか

五木　最近、鍼《はり》治療で、劇的効果を体験した人の話を聞いたんですよ。突発性難聴とか、めまいとか、一度かかるとなかなか治らないですね。一時的によくなることがあっても、なにかあるとすぐに再発するといいますね。

帯津　そうですよ。

五木　それが、たった二回の鍼治療で完治したそうです。はじめは耳鼻科に通っていたそうなんですが、西洋医学では、ビタミンB12というのを、気休めみたいに出されるんだそうですね。まるで効《き》かなかったというんですが、ビタミンB12って、どういう薬なんですか。

帯津　まあ、神経の伝達を促進したりするわけですね。だから、痺《しび》れとか麻《ま》痺《ひ》とか、そういうものによく使います。

五木　ああ。その鍼灸《しんきゅう》師の考えかたは、おなかが冷えるのは、万病のもとというものだそうです。そこでまず、脈診をする。すると、だいたい体のどこが悪いかというのがわかる。いろいろと調べて、突発性難聴の治療として、耳と鼻に打たれたそうです。通常なら、一週間に一度なんだそうですが、土曜日に行ったところ、月曜日にもう一回、つづけてきてくださいと言われて行ったそうです。二回目に行ったら、ハイこれでよくなりますと、また同じところに打ってくれたそうです。そうしたら、ほんとうに治ってしまったといいます。耳鼻科で調べたところ、完治していたそうです。そんなことってあるんですか。

帯津　私の知り合いで、東京の千駄木《せんだぎ》近辺で鍼医を開業した人がいるんですよ。この人は大手電機メーカーの、かなり偉い技術者で、そこを辞めて、鍼の学校に行ったんですね。だから、かなり年配になってから、鍼の道に入ったわけです。臨床経験だって、そんなに積んでいないわけです。それがこの前あったら、「いやー、驚きました、突発性難聴の人が来た」というんですよ。

五木　ほう。

帯津　自分は、自信はなかったんだけれど、鍼を打ったら治ったというんですよね。どうして治ったかわからないんだと笑ってましたけれど、そういうことがあるんですね

（笑）。

五木　へーえ。鍼灸にも、当然、教則本というものがあるわけですね。といいますか、それに従って、こういうときは、こういうふうなところへ打つという理論のようなものが。

帯津　そうですね。面白いのは、異業種から転向してきた人は、けっこう優秀な人が多いんですよ。はじめから、スルスルッとその道へ入った人とは別にね。

五木　それはなんとなくわかる気がします。最初からそこへ入る人は、仕事として選んでいくわけですが、興味があってひき込まれるような人は、取り組みかたにちがいが出る感じがしますね。

帯津　ええ。

五木　ただ、鍼を怖がる人もいますね。体の中に鍼を刺して、ときどき鍼の頭を動かして、刺激を与えたりするから、痛いんじゃないか。またなにか神経にさわって、体に悪影響が残る場合もあるのではないか、と心配するんですが、そういうことはありますか？

帯津　これは、好きずきの問題でしょう。私も鍼は、自分が受けるのは嫌いです。指圧のほうが、はるかに好きですねえ。

五木　そうでしたか（笑）。さっき、鍼の場合、国家試験で認定された人だけができる資格とおっしゃいましたが、これも体の中の見えない経絡《けいらく》や、つぼに対して行なうので、経験や、その人の持って生まれた感覚、才能のようなものが、その力量に影響を与えるのではないかと思われます。いわゆる名人というのは、どうやって見極めればいいんでしょうかね。

帯津さんは、大勢の鍼灸師さんとお付き合いがおありでしょうが、ひと目で、この人は名人だ……という判断はできますか。

帯津　少し話をしてみると、わかります。なんでもそうですが、達人は、みな謙虚です。

◎医者の見解◎

良い鍼灸師は、総じて謙虚です。

Q10　鍼《はり》にはどんな効果があるか

五木　私は、自律神経免疫療法の、安保徹《あぼとおる》さんと福田稔《ふくだみのる》さんがすすめている、手足の指の爪の生《は》え際に、鍼《はり》を打って刺激を与える、いわゆる刺絡《しらく》鍼療法というのが、気持ちがよくて、よくやっているんですよ。「ハリボーイ」という電子鍼を買って（笑）。

帯津　あれを好きだという人、けっこういますね。

五木　これも、民間療法なんでしょうか。それとも安保・福田理論考案の方法なんですか。

帯津　刺絡は、もともと中国の鍼の伝統的な医学ですね。人類最古の医術「石針法《せきしんほう》」が源《みなもと》で、医というものの源となったといわれています。

方法としては、①皮膚、②経穴《けいけつ》（つぼ）、③細絡《さいらく》（皮膚の表層に現われる細血管網《さいけつかんもう》）のいずれかに、三稜鍼《さんりょうしん》（特別鋭利な刺絡用の鍼）などの鍼を刺して、血液を少し採《と》り、気血の運行を改善するものなのですね。特徴としては、手技が簡単なのと、即効性があるということでしょうか。

五木　中国では、刺絡療法はポピュラーなんですか。

帯津　そうですね。ポピュラーといってもよいでしょうね。それに安保さんと福田さんが注目したんです。爪の生え際を刺激すれば、そこには神経繊維が密集しているんで、ストレートに自律神経に伝達され、副交感神経と交感神経を活性化するというんですね。それでパーッと広まったんですね。

五木　副交感神経に直結しているのが、親指、人差し指、中指、小指で、交感神経に関連しているのが、薬指だそうですね。疲れて免疫力が低下しているなと思ったら、副交感神経を刺激して、リンパ球を増やすために、薬指以外の爪を刺激すればいいといいますね。

帯津　ええ。

五木　こういう鍼の効果というのは、どう考えればいいのでしょうか。

帯津　鍼は、身体の故障の修理ではなく、エネルギー場の調整です。まあ、次代の医学といってよいでしょう。

◎医者の見解◎

鍼は、エネルギー医学の一方の旗頭《はたがしら》です。次代の医学といえるでしょう。

Q11　経絡《けいらく》の存在を証明できるか

五木　鍼灸《しんきゅう》にかぎらず、経絡《けいらく》や経穴《けいけつ》（つぼ）という考えかたがありますが、経絡の存在は、西洋医学ではまったく認めていませんね。

帯津　経絡の存在は、臨床的に認めているけれども、解剖《かいぼう》学的にはわからないわけです。いくら切っても、経絡は出てこないですからね。

五木　そうですね。

帯津　以前、北朝鮮のキム・ボンハンという人が、一九六一年に経絡を解剖学的に見つけたというので、だいぶ評判になったんですけど、あれは間違いだったみたいですね。

五木　解剖学的には、体の中でつながっているものは、たとえば血管と、リンパ管、それから神経の系統ですか？

帯津　はい。

五木　そういう見地で、経絡の説明はつかないんですか。

帯津　経絡を血管で説明したり、神経の走行で説明するということもあるんですけど、やっぱり、ピタッとは合わないんですね。

五木　私なんかは、肩のある部分をグッと押しますと、胃がギュッと鳴るんですよね。

帯津　それはありますね。

五木　指の一部分をグッと押すと、ほかの部分がピクッとするとかね。なにかそういうつながりは、体の中にあるんだなと。

帯津　ありますね。

五木　つぼというものは、どうなんですか。

帯津　経絡が線路だとすると、つぼは駅みたいなものですよね。やはり、証明はできないんですけど。ただ、考えかたとしては、われわれが、目に見える体と、目に見えないエネルギー場とが、きちんとおさまって複合した存在だとすると、エネルギー場のほうの、いろんなエネルギーの流れる道が、経絡とかつぼに当たるのだろうと、そういうふうにとらえているわけですよね。

いまは目に見えないけど、いずれ科学的測定法がもっと進歩すれば、いつか捉えられるだろうと思うんですけれど……。

五木　どうでしょうかね。そのことに関しては、私は、多少疑問を持つんです。というのは、経絡とかつぼといわれるものの見かたは、そもそも、反科学主義的な世界ではないか、と考えているんです。西洋的な主知主義に対する大いなるアンチテーゼとしてね。
　たとえば気功の効果とか、いろんなことにしても、いま中国では、科学的にその効果を証明しようとして、いろんな理論を打ち立てますけれども、私は、逆に、科学で説明できない世界というのが一方にあって、科学主義と反科学主義というか、そういう世界観が、一つのよりどころではないかというふうに思ったりするんですね。経絡は証明されないから魅力があると。

帯津　直感の世界ですね。

五木　経絡が証明されてしまったら、面白くないでしょう。経絡よ、お前もか（笑）。

帯津　ええ。

五木　私は古本屋さんで、鍼灸の古典といえるような本を、以前に一冊買って読んだのですが、そこにはじつに微細に、体の中の経絡の絵が描いてありました。あれは経験的に、きっとここに、気の流れの通路があるにちがいない、という推測で描かれているわけですね。

帯津　そうですね。

五木　しかも、何千年という、長い長い時間をかけてつくりあげたものでしょうから、統計学的な意味合いで考えると、西洋医学的なエビデンスはないかもしれないけれど、時間の長さのエビデンスというのは、ひょっとしたらあるんじゃないかと。先ほど、臨床的には認められるという話が出ましたが、そういう経験の積み重ね、といいますか。

帯津　そうですよね。

五木　しかも師弟関係で、師から弟子に伝授されて、患者さんを治療するなかでつくられてきたわけですから。漢方もそうですが、実際にやってみて、ああ、じゃちょっとこれを減らしましょうとか、いろんなことを試していますね。

帯津　ええ。

五木　ですから、経験的な部分、処方する人間との、たとえば会話のなかで変わってくる部分、これは、普遍をモットーとする科学には、ちょっと処理できない問題じゃないかなと思うんです。

帯津　そうですね。経絡以上にやっかいなのが、丹田《たんでん》です。

五木　ああ、丹田。

帯津　丹田の位置は、へそ下五センチとか、十センチとかで、そこに気の渦巻く「気海」があるといわれていますが、手術でおなかを開いたとき、丹田と思われるところをいくら探しても、なにもないんです（笑）。

五木　なんら、特別なものはない。

帯津　ええ。だから、気功のとき、気を丹田に集めますといってみても、その気の量や質を、どこでなにをよりどころにして測定してよいのか、皆目、見当もつかないというのが正直な話です。

五木　だけど、丹田の存在は、自分ではたしかに感じる。目には見えないけれど、そこになにかがある。生命の源泉のような温《あたた》かさを感じる。元気が溢《あふ》れ出す海がある。科学的態度では見えないとしても、それでいいんじゃないでしょうか。

帯津　そう思います。

◎医者の見解◎

経絡、つぼ、丹田は、目に見えませんが、私は、たしかにあると考えています。

Q12 手技の伝承は可能か

五木 いまでも、あちこちに「骨接《ほねつ》ぎ」という看板を見ることがありますね。この骨接ぎというのは、日本独自の手技療法だと思うのですが、当然、これも民間療法の一種ですね?

帯津 そうですね。骨接ぎは、いまは柔道整復師ですよね。ちゃんとした学校があって、国家試験があって、教育もかなり厳《きび》しいことをやっています。民間療法ですけど、国家資格ですし、立派な、一つの医療のなかの領域ですね。

五木 ああ。そうでしたか。骨接ぎは、外科とみなしていいわけですか。

帯津 まあ、整形外科ですね。

五木 なるほど。地方の町に行って、鍼《はり》とか灸《きゅう》とか骨接ぎとかという看板が出ているのを見ると、じつは人びとが、ずいぶんそこに救いを求めて行ってるんだなと感じます。

そういう現実があるにもかかわらず、いまの病院は自分たちのやっている近代医学と、民間療法のあいだに壁をつくっているんだなあと、いつも矛盾を感じるんです。ちゃんと研究して批判するとか、あるいは共鳴するというのだったらわかるのだけれども、民間療法と括《くく》って、一段下に見ているところがあるでしょう。

帯津　はい。

五木　もうひとつ気になるのが、映画「座頭市《ざとういち》」に出てくる按摩《あんま》です。按摩というのは、いま国家資格なんですか。

帯津　ええ。按摩、マッサージ師というのも国家資格ですね。

五木　ああ。これも国家資格がある。では、「手かざし」は、国家資格があるんですか。

帯津　手かざしは、ないですね。手かざしは、イギリスではスピリチュアル・ヒーリングというでしょう。中国では外気功《がいきこう》、日本では世界救世教の浄霊もそうですね。世界的にいろいろ形はちがいますけど、一様に分布しています。

五木　宗教と結びついたものも、多いですね。

帯津　ええ。

五木　ほかにも、整体というのがある。野口《のぐち》整体は、いまでも、かなり多くの治療に使われているのではありませんか。

帯津　そうですね。

五木　野口晴哉《はるちか》さん自身は、頼まれて、ずいぶんあちこちへ治療に行っていた人みたいですね。

帯津　私のところの患者さんに、野口整体をやっている人も来ますが、病院の中で自分でやっていますよ。晴哉先生が亡くなられてから、お弟子さんたちがいくつかに分かれたんですね。いま、どういうふうになっているのか、私もよくわからないんですけど、ときどき思い出したように、病室でやっている人がいますね。

五木　野口さんには、弟子が育たなかったと聞きますね。ただ私は、天才的なものというのは、なかなか伝わらないものなんだ、と思っています。野口さんの奥さんが、思い出話のようなものを書いている本がありますが、それを読んで、じつに納得がいくところがあったんです。

たとえば、ブッダが語ったり行なったりしたことを、弟子たちが、できるだけ完璧《かんぺき》に、正確に、みんなで衆議をはかりながら、たしかにこうおっしゃった、それは間違いないということで記録にして、お経にしていくわけですけれども、やっぱり伝えられないんですね。そこには絶対に、と言ってもいいぐらいに、言葉にできないものがあるんです。

奥さんはたしか、本の中で、こんなことをお書きになっているんです。野口さんは、下町の貧しい人たちから頼まれれば出かけて行って、いろんな施術などをして、そのとき必ず、少額の治療費をもらっていた。あんな貧しいところから、こんなに有名な先生が、なにもお金を取らなくてもよさそうだと言う人もいましたけれども、そうではなくて、下町の人たちは、見栄《みえ》を張るというか、プライドがあって、タダで診《み》てもらうなんてことは、絶対したくないという気があったんだそうです。

つまり、少額でもちゃんと料金を取ってやってあげるほうが、あの人たちの気位とか、プライドを尊重することになるんだと、そんなふうに、野口さんはおっしゃっていたらしいんです。

野口さん自身が下町育ちなので、その気質がよくわかっていたそうなんですね。それで、野口さんが亡くなったあと、いろいろ分かれたお弟子さんの中で、先生はどんな貧乏の人からも、治療費は必ず取れと言った、という人がいたそうです。その意味合いというのは、全然ちがうんですね。お弟子さんのあいだでも、そういうふうにしか伝わらないのかなと、嘆いている文章がありました。

その文章を読んで、天才の下《もと》では、弟子が育たないといわれるけれども、やはり一代限りと、つくづく感じ入るところがありました。それで、私はふっと、ブッダのことを思ったのです。いや、ブッダに限らず、親鸞《しんらん》にしても、次の代には、彼らの思想や行動の背後にある、思念のようなものは、どんなに優れたお弟子さんがいても、やっぱり伝わらないいんだと。

野口さんが、貧しい人たちからも治療費をいただいていたというのと、貧乏人からも謝礼を取れというのとは、ニュアンスがちがう。でも、人の行動とか言動というのは、そういうふうに単純化して使われてしまうところがあるから、人間社会は恐ろしいなと思いますね。

帯津 ああ、そうですね。

五木 たとえば、空海《くうかい》は六十一歳で入定《にゅうじょう》されたという。弘法大師《こうぼうだいし》・空海という、まるでマジシャンみたいな、超能力者のような人が、なんでそんなに早く死んでしまったんだろうと、私はかねがね疑問を感じていたのですが、ある人から、こんなことを聞かされました。いや、空海は大天才、大有名人だったから、宮廷や仏教界はじめ、いろいろな人たちと付き合って、つくづく人間はアホばかり、こんな連中といつまでも付き合ってられるかと、さっさと自分から入定したと（笑）。

ああ。なるほど、そうかもしれない。このばかどもばっかりの人間世界に、もう飽きあきして、こんなやつらの面倒を見て、この先も付き合っていくのはごめんだと、さっさと逝《ゆ》かれたんだ。そういうことは、あるかなあと、私なりに悟ったときがありましたね。

天才というものは、そういう存在なんですよ。よきトレーナーとか教育者と、天才とはちがう、やはりね。

帯津　ええ。

五木　野口晴哉さんは、最初に、これまで日本に伝わっているありとあらゆる民間療法を、ほとんどすべて研究したそうですね。それに加えて、子供のときから、ものすごいスピリチュアルな能力があって、この子が火事があると言うと火事が出るというので、みんなから、とても怪しまれていたそうです。

子供のときからそうだったとすれば、それは、ある種の特異体質なんでしょうね。人一倍、なにか、そういう感覚が強いといいますか。

帯津　そうかもしれませんね。

五木　じつは帯津さんも、子供のころ、そんな力を発揮したとか？

帯津　いえいえ、そんなことないです（笑）。ふつうの人間ですよ。

五木　はじめに、西洋医学の勉強をしてしまうと、持って生まれた直感力みたいなものを、失《な》くしてしまうようなことはないんですか。

帯津　それはあるでしょう。

五木　あるでしょうね。

帯津　でも、それをまた、超《こ》えていけばいいわけですよね。西洋医学は西洋医学でマスターして、自分は、その西洋医学を突き抜けて、自由になればいいわけですからね。

五木　枠《わく》に閉じ込められてしまう人と、それを超える人とあるわけだから。

帯津　ええ。

◎医者の見解◎

天才とは、超えて自由になれる人です。だから後継者には恵まれないのでしょうね。

第三章

未来の医学ホメオパシー

Q13 ホメオパシーとはどんな医学か

五木　帯津さんのところでは、ホメオパシーといって、一つの病気の症状に対して、それと同じような作用を起こす、ごく微量の毒物を、水でかなり希釈《きしやく》した薬＝レメディを与えるという治療法を使って、すごく成功していらっしゃるようですが、どんな成功例があるんでしょうか。

帯津　私のところの患者さんは、ほとんどがガンの患者さんですが、また、そのほとんどがホメオパシーをやっています。

五木　ホメオパシーという医療は、日本では、まだあまり耳慣れない、一般的に知られていない医学ですね。ギリシア語のhomoeo（同類の）とpathyha（病、毒）という意味の言葉をたした造語で「同毒療法」とか「同病療法」などとも訳されるようですが、これは健康者にとっては毒であるものが、その毒によって生じる症状を持つ病人には、治療効果をもたらすという考え方の療法ですね。

西洋医学の対抗物、いわゆるアンティパシーによって症状を抑《おさ》える療法と、まったく逆の方法です。実際、どのようにレメディを決めるんですか。

帯津　ホメオパシーも一つの体系医学ですから、時と場合によって、いろいろな用い方をします。たとえば、抗腫瘍《こうしゅよう》効果のあるレメディ、放射線や化学療法の副作用を軽減するもの、その患者さんの体質に合ったものなどを基本的に使い分け、その上で、さまざまな症状に、たとえば頭痛とか腹水《ふくすい》とか……に応じたレメディを使っていきます。しかも、多くの症状を、たった一つのレメディでカバーしてしまうということが可能で、患者さんにとっては、大いなる福音《ふくいん》といえるでしょう。

五木　複数の症状を、一つのレメディがカバーする？

帯津　ええ。たとえば、頭が痛くて、口内炎があって、微熱と貧血があって、咳《せき》が出る。さらに腹水と、下半身のむくみがあるといったようなとき、アーセニクム・アルバム（Arsenicum Alubum）というレメディ一つで、まかなうことができるのです。その上に、心の状態、怒り、悲しみ、落ち込み、不安、いらいらなどを、鎮《しず》めてくれるレメディが、たくさんありますから、ほんとうにホメオパシーは、私のガン治療には欠かすことのできないものになってしまいました。

五木　ホメオパシーは、自然界の物質を、たんに水で薄めるとか、水で溶かすという性質のものではなく、物質の本質を、水に記憶させるのだという文章を読んだことがあるんですが、そうして作られたものが、レメディという薬ですね。

患者さんに合うレメディを決めるのに、長時間のカウンセリングのような面談をしたり、問診表をつくったりするそうですね。

帯津　そうですねえ。そうして、患者さんの特徴をピックアップしていき、その一つひとつを『レパートリィ』（Repertory）という症状の事典のようなもので引いて、レメディを選んでいき、さらに、その選ばれたレメディを、今度はレメディの字引きともいうべき『マテリア・メディカ』（Materia Medica）で確認していく。これをくり返しながら、一つの正しいレメディに到達するのです。

五木　問診表の質問のなかには、タートルネックの服は嫌いですか？　とか、寝るときの姿勢や、ある特定の食べ物を口にしたときの感覚など、一見、病症と関係がないようなものもあるようなんですが、これでなにを判断するんですか。

帯津　それらを統合して、その患者さんの全体像を摑《つか》み、その像にぴたりと合うレメディを探し出すのです。

五木　つまり、ホメオパシーは、たんに見た目の症状によって、レメディを決めるのではなく、それぞれの人に合ったものを与える、オーダーメイドの治療といえますね。漢方とも似ていますが、たとえば、風邪《かぜ》の初期にはこのレメディ、という具合に、一般的な応用をするものもあるんですか。

帯津　ええ。風邪の初期には、アコナイトというのが効果があります。

五木　それは、どういう物質なんですか。もともとの物質としては？

帯津　トリカブトなんです。

五木　毒薬じゃないですか。

帯津　ええ、毒薬です。だから、「毒をもって毒を制す」とよく言われちゃうんだけど（笑）。「毒をもって毒を制す」というのは、どこから出たかというと、禅の言葉から出たという人もいますが、おそらく、江戸時代の吉益東洞《よしますとうどう》という有名な漢方医が唱えた「万病一毒説」という、すべての病は一つの毒からなる、だから毒を制すればいいというので、「毒をもって毒を制す」と、そのあたりから出たらしいんです。

ただこれは、ホメオパシーをやっている者としては、ちょっと誤解されすぎだなと思うんですね。「毒をもって毒を制す」という面も、たしかにあるんですけど、そうでない、ふつうの植物、ふつうの鉱物、ふつうの動物というものが、相当使われていますからね。

五木　どんなものがあります、トリカブト以外に？

帯津　たとえば、アガリクス、ベラドンナ、カルク・カーボ（炭酸カルシウム）、フェルム（鉄）、グラフィテス（石墨）、ラケシス（蛇《へび》）、フォスホラス（燐《リン》）とか、それはたくさんのものがあります。植物は、たいていのものが、ホメオパシーに使えますね。

五木　なんだか魔女や錬金術師の鍋からつくり出されるようなイメージでもありますが（笑）。ホメオパシーというと、マラリアに効《き》くキニーネが有名ですが、キニーネも、いま使われているんですか。

帯津　ええ。キニーネの原料は、キナの木の皮ですから、植物ですね。スタフサギリア、スピゲリアとか、みな植物ですね、だいたい。

五木　むかしから民間で使われている、ゲンノショウコとか、そういうふうなものも、じつはごくごく微量な、毒というか、そういうものが含まれているとは考えられないものですかね。

帯津　同じような原理が、あるかもしれませんね。

五木　私が田舎にいたときに、指を切って血が出たりすると、おばあちゃんがそのへんにある草を、くしゃくしゃと揉《も》んで、傷口に当てて止血したりしましたね。それは、特定の草じゃなきゃいけないんだけれども、切り傷とか、そういうものの手当てをやっていましたね。それも、ある種のホメオパシーなんでしょう?

帯津　同じような原理も、あるかもしれませんね。ホメオパシーのレメディの外用薬には、クリームもありますから。

五木　レメディを決めるのは、お医者さんじゃなければならないんですか。

帯津　国によってちがいますね。フランスやドイツはそうですが、イギリスでは、医師以外でも、ホメオパシーを扱うことのできる、いわゆるホメオパスの道が開けています。

◎医者の見解◎

現有の医学のなかで、人間をまるごと診《み》て判断する、いちばんホリスティックなものが、ホメオパシーです。

Q14 ホメオパシーはいつ生まれたか

五木 これまで何度もうかがってきたことですが、ホメオパシーの、そもそもの起源といいますか、医学体系の源《みなもと》は、どういうことだったんでしょう。

帯津 ホメオパシーの父といいますか、はじめたのはザムエル・ハーネマンという、ドイツ人の医師で、十九世紀初頭のころです。

五木 ライプツィヒやウィーンで、当時の最先端医学を学んだものの、当時の治療法に疑問を持ち、独自の医学体系をつくるにいたった、天才的な人だったようですね。ホメオパシーという名も、ハーネマンの造語でしたね。

帯津 ええ。面白いエピソードがあるんです。ハーネマンのころの西洋医学は、まだ非常に拙《つたな》いものだったでしょう。瀉血《しゃけつ》をしたり、浣腸《かんちょう》をしたりと、そういう治療だったものだから、ハーネマンはそれに幻滅を感じて、いったん医者をやめてしまうんです。けれども、ハーネマンは八カ国語に通じていたんですね。それで翻訳で食べていくことにしたんです。
あるときイギリスのカレンというグラスゴウ大学の医師が書いた薬物学の本を、ドイツ語に翻訳しているときに、疑問を感じる問題に出会ったんです。その薬学の本には、マラリアにはキニーネが効《き》く。それはキニーネの収斂《しゅうれん》作用によるものだと書かれていたんです。ハーネマンはそれを読んで、これはおかしい、収斂作用を持っているものは、ほかにもたくさんある。それなのに、どうしてキニーネだけが効くんだと疑問を持つ。
キニーネはキナの木の皮ですけれど、ハーネマンは、そのキナの木の皮を手に入れて、自分で食べてみたんです。そこがまた、彼の天才的なところなんですね。食べたらマラリアと同じ症状が起こった。そこから彼は、逆転の発想で「似たものが似たものを治《なお》す」という法則を見いだすんです。

五木　ああ。

帯津　健康な人が摂取して、なにかの症状をあらわすとしますね。であれば、その症状を持った病人に、そのものを食べさせると治る、そういうことを発見したんです。つまり「似たものが似たものを治す」という法則です。たとえば発熱している人に、発熱を促す物質を与える。不眠症の人にコーヒーを与える。

五木　ああ、それは面白いですね。

帯津　そういうことを、彼は次つぎと実証していったんですね。ただし、重要なことは、たとえば不眠症の人が、コーヒーをそのまま飲んだら、また眠れなくなるでしょう。

五木　なるほど。

帯津　それを薄めていったというのが、彼のまた天才的なところなんですね。同じ物質性をもつものを、どんどん薄めていったわけですね。

五木　よく、薬の量のことで言われるけれども、量が少なくとも多くとも、薬の性格は変わらないんだという説があって、漢方も、たくさん飲めと言う人と、少なくてもいいと言う人と、二とおりいますね。

帯津　そうですね。

五木　ハーネマンは、極度に薄めていったわけですね。

帯津　ええ。薄めるほうが切れ味がいいということが、だんだんわかってきて、そこから「最少有効量の法則」というのが、もう一つ生まれたんです。「似たものが似たものを治す」のと「最少有効量」、いちばん少なくて有効な量ですね。それがいまでも、レメディの基本的な原則になってます。

五木　その最少というのは、何分の一の……。

帯津　イギリスの標準が30Cといいます。Cはセンテシマル（Centesimal＝百分の一）のCですから、百倍なんですね。30Cというと……。

五木　天文学的な数値になりますよ！

帯津　百倍に薄めることを、三十回やるわけですよ。そうすると、10の60乗になるんですかね。

五木　元の物質の痕跡《こんせき》がなくなるぐらい、薄める。

帯津　相当な薄めかたになります。理論的に見ると、一分子も含んでいないことになる、ただの水が効くと。ここのところが、イギリスでは標準なんです。もっと効かせたいときは100Cとか200Cとか、どんどん薄めていくわけです。

五木　薄めれば薄めるほど……。

帯津　ええ、効くんです。

五木　ほう。

帯津　そういうことで標準ができたんです。一種のエネルギー医学として、物質の持っているエネルギーを用いて、病める人の生命力に働きかけて、このエネルギーを高めるというふうに、いまだに解釈されているんですね。

五木 しかし、ふつうだったら熱量のカロリーが高いほうが、効きそうな感じがしますけど、逆というのは……。

帯津 ええ、逆というところがね。

五木 それは不思議な発想ですね。非常に天才的なアイデアマンだと思う。

帯津 そう。ハーネマンという人はたしかに、自分で食べてみたというのも天才的だし、その症状をみて、すぐに思いつくというところが、また天才的なんですね。

五木 やっぱり、医学や科学というのは、想像力がなければだめですね。

帯津 そうですね。

◎医者の見解◎

やはり、ハーネマンは天才だ!

Q15　欧米では、ホメオパシーはどう評価されているか

五木　ホメオパシーの本を読むと、フランスでは五〇パーセント、ドイツでは二五パーセントの医師が治療に取り入れており、また、英国のロイヤル・ファミリーも信奉者だとありますが、ヨーロッパでは一般に広く知られていて、人気の療法といえるんでしょうか。

帯津　この前、私、ロンドンに行って、ホメオパシーの病院に三日いたんです。ここは一八四九年創立のロイヤル、つまり王室がスポンサーになっている病院です。そこの院長は、いまのエリザベス女王の侍医を担当しているんです。

五木　ホメオパシー専門の病院ですか。

帯津　専門の病院なんです。イギリスにも専門の病院は、全国でいうと五つか六つしかないんです。その中の筆頭格の病院ですがね。やっぱり反対勢力も多くて、ホメオパシーなんか広めることはないという、ホメオパシーに反対する西洋医学の動きもあります

ね。
たとえば、チャールズ皇太子さんや王室のかたがたが、ホメオパシーをバックアップするんだけど、王室の力は、いまはあまり強くないそうですね。政府の力のほうが強くて、西洋医学のほうを後押しする。だからホメオパシーの病院も苦労しているというんですね。まだ、なかなか、一方向の流れと言えないところがありますね。まだ、渦を巻いているようなところがね。

五木 なるほど。アメリカではどうなんですか。

帯津 私は、最近行っていないのでわからないんですが、アメリカは、そもそもホメオパシーが、非常に隆盛な国だったんです。十九世紀の半《なか》ばぐらいでしょうか、ホメオパシーの大学がいくつもできたんです。ところが、西洋医学が薬学的に進歩してきて、ホメオパシーが脇へ追いやられてしまうんです。ホメオパシーの大学としてできたところが、次つぎと西洋医学の大学になっていったというんです。

五木 うーん、なかなかひとつの潮流にならないところが、逆にいいのかもしれませんね。薄めれば薄めるほど、過激になっていくという意味でも（笑）。

帯津 ホメオパシーはまだ、エビデンスが乏しいんですけど、私は臨床的には、信頼性が非常に高いと思っています。たとえば、私の専門は皮膚科でも耳鼻科でもないんですけど、花粉症の時期になると、私のところへ患者さんがいっぱい来るんですね。それはホメオパシーを頼りにしているからなんです。

たしかに西洋医学の薬も、漢方薬も、花粉症に対していい武器を持っています。でも、やはりホメオパシーが、いちばんいいセンいってるんです。

五木　それぞれ、得意の分野があったわけですね。先ほどの鍼灸《しんきゅう》なんかもそうかもしれない。とくに鍼が効《き》く、という分野もあると思うし、お灸がすごくいいというのもあるでしょう。

帯津　ええ。

五木　それと、やはり患者さんの体質もあるのでしょうね。症状の出かたというのは、一人ひとりちがうでしょうからね。だから、漢方でいきたい、西洋薬でいきたい、いやホメオパシーを受けたいという希望が出てくる。

私は、患者さんのそういう気持ちは、大事なことだと思うんですね。そこの組み合わせには、普遍的なルールなんてない。いや、絶対できないぐらい、じつは微妙なものなのではないかと思いますね。

帯津　ええ。なにか一つの方法にこだわることはないと、私は、いつも患者さんに言っているんです。

五木　そうおっしゃってますね。

帯津　ホメオパシーが、自分にはあまりよくないと思ったら、漢方薬だってある。西洋の薬だってあるわけです。西洋薬は、急場をしのぐには、いちばんいいですからね。私は患者さんに、使い分けろと言っているんです。

◎医者の見解◎

ホメオパシーは、欧米ではたしかに市民権を得ています。ただ、まだ大きな潮流にはなっていません。

Q16 ホメオパシーと、ほかの療法と併用はできるか

五木 ホメオパシーの場合、西洋医学や漢方との併用ということはできるんですか。たとえば、うつ状態の人の場合、西洋医学の薬と併《あわ》せてレメディを飲んでも、大丈夫なんでしょうか。

帯津 そういうケース、ありますよね。心療内科にかかりながら、ホメオパシーも併せて、という人は結構多いですね。やはり、一つの医学あるいは治療法に、あまりこだわっちゃいけないという感じがしますね。適材適所で使い分けて……。

五木 両方併せて用いても、効果がなくなるものではないんですか。

帯津 そうですね。それはきちっと考えて、同時にやるときもあるし、経験的に、いまはこれをやって、落ち着いたらこっちということもあります。

五木 西洋医薬でいくか、ホメオパシーでいくか、それとも漢方でいくか、その見極めは、やはり直感力ですか。

帯津　ええ。一人ひとり、お付き合いしながら決めていかなければならないので。

五木　うーん。たとえば霊能者は、その人の過去とか背後霊がわかるとか、そんなようなことをいいますが、帯津さんの場合は、向き不向きがわかってしまう（笑）。

帯津　背後霊まではわからないけれど（笑）。

五木　レメディを決めるとき、つまりホメオパシーの処方を決めるときは、カルテを見るようなやりかたでなさるんですか。

帯津　基本的な、一つのやりかたがあります。それには、ある程度則《のっと》っていかないといけないんです。ただ、患者さんを診《み》たら、パッとレメディが浮かぶわけですね。それから話を聞きながら、たしかめる。結論が先に出てきて、脇を固めていくというか、それが、診断の楽しみでもあるわけですよ。

五木　それは、経験と勘《かん》に裏打ちされた、インスピレーションのようなものですか。

帯津　直感ですね。ホメオパシーだけじゃなくて、医療は、直感がいちばん大事だと、私は思うんです。それは大いに磨いておかないと。

五木　それを磨くのは、帯津さんの場合、気功なんですか。

帯津　気功だし、患者さんとの、かかわりからの経験ですね。

五木　ホメオパシーをはじめると、その人自身すら気づいていなかった、心身の傷、つまり、トラウマに触れる場合があるのでしょうから、なんらかの、これまで抑《おさ》えこんでいた感情や痛みが、表面化するといいますが。

帯津　ありますね。

五木　そのとき、これは症状が悪化したといって、ホメオパシーをやめる人も出てくるのではないですか？

帯津　そのとおりです。さすがは五木さんですね。鋭い！　そのときは、無理には引きとめませんが。

五木　では、ホメオパシーは、病気をどう捉えているんですか？

帯津　生命力、生命エネルギーの低下と考えています。

五木　ホメオパシーをつづけて病気が治ると、どんな感じがするんでしょうか。

帯津　生命力が上昇するわけですから、なにか、こう、それこそベルクソンの「生命の躍動」（エラン・ビタール）ですよ。全身の爽快感のようなものが出てくるんです。

◎医者の見解◎

ホメオパシーの素晴らしいところは、ベルクソンのいう「生命の躍動」の復活にあります。しかし、これだけにこだわる必要はありません。

第四章

気功で高める生命エネルギー

Q17 なぜ気功を、治療に取り入れたのか

五木 帯津さんというと、やはり、気功を治療に積極的に取り入れていらっしゃるということが、一般的にもよく知れわたり、気功と帯津さんは切っても切れない仲（笑）、という間柄《あいだがら》でしょうが、いつごろ気功に出会われたんですか。

帯津 私、もともと武術に興味を持っていたんです。体が小さかったから、強い心身というものに、人一倍憧《あこが》れていたんだと思います。それで大学に入ったときに、空手部に入部したんです。

五木 空手から、武術に入られたんですか。

帯津 ええ。外科医になってからは、八光流《はっこうりゅう》柔術《じゅうじゅつ》というのに入門しました。

五木 八光流柔術というのは、合気道なんかと同じ系統の武術ですか。

帯津 同じ古武術の系統なんですが、特徴的なのは、経絡《けいらく》武術なんですよ。

五木 ほう。柔道の整法と同じように、病気治療のつぼを、武術に用いたりしているん

ですか。

帯津　そうです。鍼灸《しんきゅう》の経絡やつぼに、瞬間的に刺激を加えて、相手を倒すんですね。つまり、治療点がそのまま攻撃点となるというのが、経絡武術です。あるいは医療体術ともいえるものなんですね。相手の経絡やつぼに手がかかった途端《とたん》に、丹田《たんでん》の気を、一気にそこへ運ぶのですが、これが大変むずかしい。いろいろと苦労しているうちに、私、ある技をマスターするには、その技固有の、呼吸というものを身につけなければいけないということに気づいたんですよ。そこで、次に調和道の丹田呼吸法に入門しました。

ところが、丹田呼吸法をはじめてまもなく、宇宙というものに目覚めてしまい、ほんとうは、八光流柔術修得のためにはじめた呼吸法だったのが、呼吸法そのものにのめりこんでしまったんですね。そうした状況のなかで、気功に触れたものですから、気功がひと目で、理解できたんでしょうねえ。

五木　当時、帯津さんは、東大附属病院から都立駒込病院に移って、外科医として、毎日ガンの患者さんを診《み》ていらして、西洋医学の限界を感じられたそうですね。手術をして、病巣をとって、これで治《なお》ったといって喜んで退院していった人が、半年もたたないうちに、再発して戻ってくる。そして、最後は抗ガン剤や放射線治療でいためつけられたあげくに、亡くなっていくという現実に絶望されたとおっしゃっていましたね。

そんな中で、藁《わら》をもつかむ思いで、中国医学に出会い、そこに活路を見いだそうとされたわけですね。

帯津　ええ。当時の日本の食道ガンの五年生存率は、一五パーセントくらいだったんですが、なんと三〇パーセントの生存率を保っている中国人外科医の論文が、アメリカの雑誌にのっていたんです。北京《ペキン》の中国医学院の黄国俊《こうこくしゅん》という、とても偉い先生のものでした。私、どうやって治療効果をあげるんだろうかと、知りたくてたまらなくて、一九八〇年に北京まで飛んでいきました。

五木　忙しいのに、すぐ行動にうつされるところが、帯津さんのすばらしさですね。

帯津　そのとき、北京の肺ガン研究所の病院で、気功も見せてもらったんです。それがすごく神秘的に見えましてね。当時、興味を抱いていた呼吸法も深く関わっていそうなので、すぐ飛びついたんです。

五木　そのころ、中国の気功についての情報は、日本にはほとんど入ってきていませんでしたよね。

帯津　そうなんです。気功については、わが国気功界の草分け的存在である、津村喬《つむらたかし》さんと星野稔《ほしのみのる》さんの共著『図説気功法』（柏樹社）が、一冊出ていただけではないでしょうか。そこで、中国からどっさり本を買ってきて、あまり達者じゃない中国語で、辞書を引きひき読みました。

五木　どうですか、呼吸法と気功とは、同じものといえそうですか。

帯津　呼吸法は、気功の一種といってよいでしょうね。調身《ちょうしん》・調息《ちょうそく》・調心《ちょうしん》のうちの、とくに調息を重視した気功を、古来、呼吸法と呼んできたのですね。いろいろな本を読んでいくうちに、調和道の丹田呼吸法も、楊名時《ようめいじ》先生の太極拳も、これは気功の一種だなという結論に達し、これを医療の中に取り入れた治療法をやろうと、決心したんです。

五木　私は、父親のやっているのを見て、見よう見まねで呼吸法をやってきましたが、私のやっている岡田式呼吸法も、気功の一種になりますか。

帯津　岡田式も、そうですよ。

五木　私は、まだ気功というものを一度もやったことがありません。呼吸法をしていれば気功をする必要はないのか、それとも、気功にはまた異なった効能があるのか、そこらへんは、どうなのでしょうか。

帯津　いま申し上げたように、呼吸法は気功の一種ですから、五木さんは、ご自分の呼吸法をやっていれば、ことさら、ほかの気功に手を出す必要はないですよ。

五木　ああ、そうですね。川越に帯津《おびつ》三敬《さんけい》病院をつくられたとき、まっさきに気功道場をつくられたそうですが、最初は不人気だったとか。

帯津　そうですねえ。気功について知っている人は、皆無《かいむ》といってよかったし、ガンをはじめとする病気の治療に役立つなんて、だれも気がついていませんから、道場では、いつも私一人きり。だれも来ません。閑古《かんこ》鳥《どり》が鳴いていましたよ（笑）。

五木　その夜明け前の、深い闇があったから、今日があるんでしょうね。

◎医者の見解◎

気功のよさは、やってみて、はじめてわかります。

Q18　気功に医学的効果はあるか

五木　本場中国にかぎらず、日本や欧米でも、いま、気功は大変人気を集めています。体に良さそうだというのは、なんとなく実感できる。けれども、そもそも気功とはなんなのか。日本では、一種の健康法ぐらいにしか受けとめられていないように思うのですが。

帯津　気功は三千年以上の歴史をもつ、中国の養生法《ようじょうほう》です。

五木　呼吸法と同じ養生法。

帯津　狩猟や農耕に明け暮れしていた中国古代の人びとが、疲れを癒《いや》すため、伸びをしたり、深い呼吸をしたのがはじまりといわれていますが、この体を揺り動かして、経絡《けいらく》をゆるめることを導引《どういん》、古きを吐いて新しきを入れる呼吸法のことを、吐納《とのう》と呼んでいました。

五木　体を揺り動かす……。

帯津　ええ。導引の語源は、「気を導いて和せしめ　体を引いて柔せしむ」。『荘子《そうじ》』のなかにあるといわれています。この導引吐納法が、長い年月のあいだに、多くの流派を生み、百花斉放《ひゃっかせいほう》の感をなしていくわけですが、一九五〇年代に、北戴河《ほくたいが》気功療養院の劉《りゅう》貴珍《きちん》という人が、これらをすべて「気功」という名称で括《くく》ろうと提案し、あっさりと受け入れられて、現在にいたっているわけです。そのときの彼の提案は、「正気《せいき》を養うことを主たる目的とする自己鍛練法を、気功と呼ぶことにする」というものでした。これが、そのまま、中国における気功の定義になっています。

五木　その中国で、じつは気功治療は、いま、あまり積極的に行なわれていない。中国でも、いま西洋医学が主流で、伝統的な中国医学は少し前までの日本と同様、非科学的なもの、時代遅れの怪しげなものと、一段下に見る傾向があるようですが。

帯津　そうですね。たしかに文化大革命のころは、怪しげなものと排斥《はいせき》されたようですが、大革命が鎮《しず》まってからは、気功本来の価値が認められて、勢いをとりもどしたのですが、今度は法輪功《ほうりんこう》騒動で、また規制がきびしくなって、どちらかというと、まだ冬の時代を脱していないというところでしょうか。

五木　そのなかで、気功の医学的効果について、帯津さんは、どのように考えられているんですか。

帯津　気功の基本にある、「気」の解明が、まだ足踏み状態ですから、気功の医学的効果が、十分なエビデンスを伴ったものとして認められているとはいえません。ただ、なにしろ三千年の歴史の評価に堪《た》えてきたわけですから、それなりの臨床的評価は得ていると思います。

五木　そうでしょうね。中国では、気功を治療の中心にした、療養所のようなものはあるんですか。

帯津　北戴河気功療養院は、その代表ですね。海岸の松林の中に点在する病棟には、多くの慢性疾患の患者さんたちが入院していて、西洋医学や、漢方薬や、鍼灸《しんきゅう》の治療を受けながら、気功に励んでいます。病院ではありませんが、研究所としては上海《シャンハイ》市気功研究所が有名です。

◎医者の見解◎

気功の真価が発揮されるのは、これからでしょう。エネルギー医学として、また新しい養生法としてこれからが正念場です。

Q19　気功を何年すると、長生きできるのか

五木　呼吸法に、頭痛に効《き》く呼吸法などというものがありますが、気功にも、ガンに効果のあるものとか、心臓に良いものとか、分かれているんですか。

帯津　そういうのは、中国ではよくいわれているんですよね。ただ私は、二十五年間うちの道場でやってみて、それはあんまり意味ないな、と思うようになりました。やっぱり気功は、自然治癒力を高めるというのが、最大の武器ですから。

五木　日本人はよく、この病気にはこの療法とか、いろいろと分類するのが好きですが、どの気功でもいいわけですね。自然治癒力さえ高まれば。

帯津　ただ問題は、いろんな功法がありますから、自分の好きなのを選ぶことなんですね。好きというのは、抵抗なく楽しくやれるものでしょう。それがいいと思うんですよね。私の病院では、いま十五種類ぐらいの気功をやっていますけど、以前は患者さんに「どれをやったらいいですか」と、よく聞かれたんです。最近はだれも聞きませんね。

みなさん、いろいろやって、その中から、自分で一つか二つ好きなのを選んで、それを集中的にやるようになりますね。それをマスターして、自分の家でもやるんですね。

五木　なるほど、対症療法でなく、ホリスティック、つまり人間の全身に効果があると考えるわけですね。先ほど話題になった、自律神経の安保《あぼ》理論では、気功をやると、免疫力が上がるといわれていますね。副交感神経リンパ球が増えるという理論です。

帯津　ええ。いま患者さんたちは、そういうものを読んでいますから、私が説明しなくても、みんなもう、確信に満ちた顔してやってますね（笑）。

五木　これはいいんだ、これをやると良くなるんだと、自分に暗示をかけながらやれば、なおいいでしょうね。疑い疑いやっているよりは、ずっと効果が上がる。

帯津　そうですよね。先ほどお話しした、上海《シャンハイ》市気功研究所に、私はむかしよく行ったんです。よく暇《ひま》があったなと自分でも思うんですけど、そこには梁山泊《りょうざんぱく》みたいに、気功の名手たちがごろごろしてましてね。ときどきやって見せてくれるんです。

五木　ほう。

帯津　それを見せてもらっていると、中に感動的な動きをする人がいるんです。

五木　いかにも免疫力が上がりそうな？

帯津 そんな感じですかねえ。それで私、そういう人に、「あなた何年やっているんですか」と必ず聞いたんです。異口同音《いくどうおん》に四十年なんですね。

五木 うーん。四十年……。

帯津 四十年やると、こういう動きになるんだなあと、私は感心したものですから、患者さんばかりでなく、気功をやりにくる人たちみんなに言ったんです。四十年、黙ってやりなさい。そうすれば、四十年は長生きできると（笑）。そうしたら先日、もっとものすごい、太極拳の名手に出会ったんです。中国の人ですけど。

五木 ほう。さらにすごい動き。どんなふうなんですか。

帯津 これが説明できないほど、すごいんですね（笑）。宇宙と体が、完全に一体化するとでもいいますか。それで「あなた何年やってますか」と聞いたら、笑って答えないんです。やっぱり四十年ですか？　と尋《たず》ねると、いいえ、と首ふるんですよ。えっ、と驚いたら、五十年やっていると。ああ、五十年やらないとだめなのか、という気になってきて、今度はみんなに「五十年やりなさい」と言っているんですけどね（笑）。

五木 持続するということは、長生きの秘訣の一つかもしれませんね。

帯津 いや、ほんとに、すごいんですね。気功というのは、武術やスポーツとちがって、才能のちがいなんかないんですね。また、努力してやればいいってもんでもないんですね。なんというか、ウィスキーを寝かせるのと同じなんですね。やっぱり時間をかけないと。

五木　なるほど。寝かせば寝かせるほど、いい味が出る、力が出ると。

帯津　気功は、四、五十年というのが、一つの区切りになるのかもしれませんね。

五木　二十歳からはじめたら七十歳（笑）。

帯津　このあいだ、八十歳で来たおばあさんがいて、四十年やりなさいと言ったら、えーっ、百二十歳までですかと、目を丸くしていました（笑）。

五木　そうなんですね。ものごとってのは、あんまり急《せ》いてやるものじゃないんですね。

帯津　でも、私は、やっぱり気功をやってきてよかったと思うんですよ。自分の養生法《ようじょう》としてね。

五木　ああ。養生法としてね。

帯津　いつも、あなたの養生法は？　と問われると「朝の気功に夜の酒」と答えていたんですけどね（笑）。このあいだ、あるところで原稿を頼まれて、ちょうど長野県にいたものですから、青葉の中で書いたんです。そうすると、どうしても青葉が目に染《し》みるものですから、「目には青葉、朝の気功に夜の酒」と書いてしまって（笑）、目に青葉というのは初鰹《はつがつお》ですか。

五木　「目には青葉山時《やまほととぎす》　鳥初松魚《がつお》」――山口素堂、だったかな。

帯津　やっぱり、旬《しゅん》のものを食って、呼吸法やって、酒を飲む。これが私にとっての養生法だと思うんです。

五木　お酒は、ちょっといい感じで飲むと、ほんとにいいものでしょうね。

帯津　そうですね。

五木　最近、しみじみ思うことがあります。むかしの諺《ことわざ》というのは、やっぱり人生というものを、深く捉《とら》えているんだなあと。「百薬の長」と言われれば、そういう効能も、飲みかたによってはあるんですから。

帯津　でも、五木さん、ほんとおいしそうに飲みますね。

五木　いや、私は、いまは、ほんのちょっとなんですがね。日本酒を飲むときは三杯。

帯津　いや、おいしそうに召し上がるなと思って。それがいちばんいいんですよ、やっぱりね。

五木　ちょっと飲むのがね。少量のアルコールは、副交感神経を活性化するけれど、適量を超えると、逆に交感神経を刺激して、体に緊張感をもたらす、と安保理論では言っていますね。その適量というのが、また個人によってちがうんでしょうが。

帯津　ええ。

◎医者の見解◎

気功は楽しい。これで十分なんです。効果はおのずとついてくるものです。

Q20 帯津式・新気功「時空《じくう》」

五木 いま、帯津さんのところでは、十五種類の気功のコースがあるそうですが、ちなみにどんなものをやっているんですか。

帯津 ええと、上海の三線放松功《さんせんほうしょうこう》、保健功、按摩《あんま》功、北戴河《ほくたいが》の内養《ないよう》功。三円站椿《さんえんたんとう》功。外丹《がいたん》功。郭林《かくりん》新気功。智能《ちのう》功。八段錦《はちだんきん》。楊名時《ようめいじ》太極拳。宮廷《きゅうてい》二十一式呼吸法。新呼吸法「時空《じくう》」。調和道丹田《たんでん》呼吸法。帯津式瞑想気功。八光流柔 術《はっこうりゅうじゅうじゅつ》などですね。

五木 いや、覚えきれませんが、それぞれの気功には特徴があって、それに合う人合わない人がいるわけですね。

帯津 簡単に言えば、好みの問題ですね。

五木 「時空」というのは、帯津さんが突然ひらめいて、編み出されたものとか。帯津さんはよく、人は亡くなると魂が虚空《こくう》に帰るというけれど、時空気功は、その魂のふるさとと、直接つながっている感じを実感できるんですか。

帯津　ええ。そういう気持ちでやるわけですね。吸う息で、虚空から気をもらって、吐く息で、こっちの気をむこうへ渡して、交流して、だんだんこちらが高まってくるというようなイメージでやっているんですけど、それは、私のところへ習いに来る人にも、ちゃんと説明して、やっていますね。

五木　そうなんですか。千日回峰行《かいほうぎょう》の行者さんに、「ここへスポーツ選手を連れてきてトレーニングしたら、すごくいいんじゃないですか」と言ったら、「いや、だめでしょう。スポーツはスポーツ、行は行ですから」と言っていました。行がスポーツとちがうところは、もちろんスポーツにも精神力は必要だけれど、おのれを律する精神力ですよね。行というのは、虚空に自分をゆだねるというか、そういうことですからね。

　ちなみに、この新呼吸法「時空《じくう》」は、帯津さんがお酒を飲みながら、ふっと思いつかれた天啓のようなものだとか。これも虚空からのメッセージですか（笑）。

帯津　ええ。そうなのかもしれません（笑）。

◎医者の見解◎

虚空と一体となるための気功、それが新呼吸法「時空」です。

Q21 内気功と外気功は、どうちがうのか

五木 中国では、三千種類の気功があるといいますが、それほどあるということは、人間の病《やまい》の数にでも対応させようとしたのでしょうかね。

帯津 先ほどお話ししたように、気功は、はじめは生活の中の必要から生まれたものです。それがのちに医家、道家《どうか》、儒家《じゅか》、仏教、芸術などの領域の中で、その哲学とともに生まれ育つことによって、その数を増していったのでしょうね。

五木 呼吸法の基本は、調身《ちょうしん》・調息《ちょうそく》・調心《ちょうしん》の三要素だと思いますが、たとえば、仏教の気功だと、どんな目的があるんですか。

帯津 仏教にせよ、道家、医家にせよ、目的は、とくにちがいはないと思います。ただ、それぞれの修養法と結びついたということではないでしょうか。要するに、生命力（生命プラス自然治癒力）を高めることと、虚空《こくう》と一体となるということが、意識できればいいのではないでしょうか。

五木　ああ、なるほど。三千種類もあるということは、病気の種別を目的としたと考えるよりも、人それぞれの体質に合った気功を、求めようとする試みだったのかもしれませんね。目的が一つであるということはね。

帯津　ええ。調身・調息・調心が揃《そろ》っていれば気功ですから、いくらでも増えてくるわけですねえ。ラジオ体操だって、この三つを意識すれば立派な気功ですよ。

たとえば、中国のガン患者さんのあいだで人気の高い「郭林《かくりん》新気功」も、比較的新しい功法ですね。これは、郭林さんという女性の画家が、自らのガンを克服すべく編み出した気功ですよ。

五木　そうですか。それと内気功と、外気功という分類もありますね。内気功とは、自分の中に新しい気を取り入れて、それを経絡《けいらく》上に流して、気血の調和をはかり、病気を治したり、気力を充実させる、いわゆる自己トレーニング法。そして、気功師の人から気を体に入れてもらうのが、いわゆる外気功ですね。

気功というと、一般には、外気功と考える人が多いでしょう？

帯津　いや、いまはそんなことはないと思います。でも、以前はそうでしたね。テレビなどでも、外気功は演出がききますからね。内気功では絵になりませんから（笑）、どうしても外気功が目についたんでしょうね。
以前は、私の病院にも、大阪の患者さんのご家族から電話がかかってきて、院長に気を送ってもらいたいなんてことが、ときどきあったりしましたねえ。
五木 中国の病院では、外気功の気功師が、西洋医学の医師といっしょにチームを組んで治療するという話も聞きますが。
帯津 ないことはありませんが、まだ、それほど多くはありませんね。とくに、法輪功《ほうりんこう》騒動のあとは、かなり規制がきびしくなっていますから。ただ、外気功のレベルは、少しずつ上がってきていることもたしかですね。
五木 ただし、外気功が、なぜ病気を治すか、そのメカニズムは、いまだに解明されていませんね。
帯津 ええ。まったく解明されていません。三十年にわたる中国、日本、欧米などの研究成果も、いまひとつですねえ……。
それほど「気」は、まだ近くて遠い存在なんですね。ただ、臨床的には期待できると思っています。
五木 もうひとつ気になることは、外気功の場合、気功師の発する気の「質」なんですが、当然ながら、これは気功師の、心身の健康や人格的な面と、関係があるように思えるんですが。

帯津　また、五木さんらしいご質問ですねえ（笑）。もちろん、エビデンスはありませんが、私も、関係は大いにありとにらんでいます。

◎医者の見解◎

外気功はまだ霧の中。だからといって、決して無効というわけではありません。

Q22　気の遠隔治療は、ほんとうに効《き》くか

五木　気功に関して、大部分は納得がいき、そのすばらしさも実感できるんですが、どうしても、理解できないというか、想像力の限界を超《こ》えてしまうのが、いまも話に出た、外気功による遠隔治療といわれるものなんです。帯津さんは、遠隔気功というものをなさった経験、ありますか。

帯津　ありますよ。患者さんや、患者さんのご家族に頼まれて、これまでに何回かですけれど、ありますねえ。

五木　うーん。遠隔気功は、どのように考えればいいんでしょうか。

帯津　たとえば、東京から大阪の人に遠隔治療をする場合、東京と大阪を含む、大きな空間を考えます。その空間に気が満ちていれば、気場《きば》ですよねえ。東京の場の一部に波紋が起きると、それが次つぎと気場の中に伝わって、大阪の場にいたるということなんじゃないかと思っています。

五木　ああ。電磁場のようなことで考えれば、東京の放送局から発せられた映像が電波となって、場の中を伝わり、大阪のテレビに像を結ぶようなことですか。これは第六感とか、虫の知らせとか、念を飛ばすといったようなことと、関係がありそうだな。

帯津　関係あると思いますよ（笑）。こういう能力は、古代の人びとはみな持っていたのではないでしょうか。世の中が進歩をして、こういう「超」能力に頼らなくてよくなって、次第に衰えてきたのではないでしょうか。

五木　うーん。それで、遠隔治療での治癒例はあるんですか。患者さんのほうが、気を送ってもらったとき、なにか、光を見たとか、ぴりぴり感じたとかいうことは、帯津さん、実際にあるんですか。

帯津　一つの例をお話ししましょう。これは、イギリスのスピリチュアル・ヒーリングの研修に参加したときの例です。

私たちが、ロンドン郊外のキャンバリという町で受けたセミナーは三日間ですから、オーソドックスなカリキュラムではないと思いますが、初日の夜、いきなり、この遠隔治療をおこなわせたのですよ。

そこで、私は川越の病院に入院中の患者さんに、気を送りました。この人は五十歳くらいの女性でしたが、胃ガンの手術のあと、腸閉塞《へいそく》を何回も併発したりして、だんだん衰弱してＤＩＣ（播種《はしゅ》性血管内凝固症候群《ぎょうこしょうこうぐん》）を起こしていました。このままですと生命の危険も、さし迫っています。胃ガンの手術はきわめてうまくいっているのです。術後の合併症で死なせるわけにはいきません。

祈るような気持ちで、懸命にロンドン郊外から川越まで、気を送りました。結果はわかりません。電話はかけないと言って出かけてきたのです。なにかあっても、スピリチュアル・ヒーリングの研修ツアーの仲間を残して、団長の私が、途中で帰国するわけにはいかないからです。

帰国の日、成田空港に迎えに来た看護師長は、彼女のことに一切触れず、私の荷物を取って、さっさと駐車場に向かって歩いていきます。ひょっとすると、もしや最悪の事態がと、私の頭を過《よぎ》りました。すると突然、彼女が振り向いて「あっ、そうそう、○○さんねえ、すっかり元気になりましたよ」と言うではありませんか。うれしくなって、そのまま彼女の病室に直行しました。

私が出かけるときは、青白い顔をして、とろとろと眠ったようにしていた彼女が、なんとベッドの上に坐《すわ》って、にこにこしながら迎えてくれるではありませんか。それで私は、ロンドンから気を送ったことを話しました。「えっ、本当？　ありがとうございます」と笑っています。

翌日、病棟回診のとき、

「……先生、昨日はありがとう。それにしても、そのロンドンから気を送ってくれたのはいつのことなのですか」

「ええーと、時差を考えると……水曜日の、朝の四時ごろかな……」

「えっ、ほんとうですか？　私が良くなってきたのは、ちょうどそのころからですよ……」

でも、このことは、二人だけの秘密にしておこうと約束したのです。留守を守るスタッフの、献身的な治療が功を奏したのに、頭越しに、ロンドンからの気のおかげだなんて悦に入っていては、申し訳ないと思ったからです。でも、もう時効だからいいでしょう。

そのとき、彼女は「なにか大きなもので包まれる感じが、はっきりとわかりました」といっていました。

五木　うーん。

◎医者の見解◎

遠隔治療の可能性は、間違いなくあります。ただ、エビデンスの伴わない現在、謙虚にこれを扱っていきたいと思います。

第五章

ガン療法の森

Q23　ガンの民間療法を見分ける知恵

五木　前に話題にした、アンドルー・ワイル博士の本『癒《いや》す心、治る力』（角川書店）に、「ガンはいつの時代でも我々とともにあった。あらゆる生物はガンになる可能性があり、生物の体が複雑になればなるほど、それだけガンになるリスクも高くなる」という一文があって、あらためて、ガンとは現代特有の病ではなく、生き物すべての、宿命のようなものだと感じたのですが。

帯津　体内で増大したエントロピーが、うまく排出されずに固まったものが、ガンではないかと、私は以前から考えています。エントロピーの増大も、人間の宿悪《しゅくあく》のようなものですから、ワイルさんのいうとおりだと思います。

五木　ワイルさんは、細胞が、なにかの原因で悪性に変異するとき、表面に特殊な抗原を出す。それを体の免疫系がキャッチして、「非自己」と認識して排除する。その免疫系が、十分かつ正常に働いていれば、ガン細胞はタネのうちに取り除かれて、発症するまでにはいかない……というのですが。

帯津　そのことは、よくいわれていますね。

五木　そうすると、免疫系を活性化させれば、たとえ、ガンにかかったとしても、治癒する可能性があると考えられて、免疫機能を高めるという各種の代替《だいたい》療法、民間療法に期待が集まるわけですね。でも、民間療法と称されるものが、これだけたくさんありますと、みんな迷いますよ。

帯津　ええ。ほんとうにそうです。

五木　療法サーフィンというか、チャンネルをかえるように、あっちへ一週間とか、こっちへ一週間という人がいますよね。あれはちょっと、どうかなと心配になります。

帯津　そうですね。

五木　断食だって、ミニ断食からはじまって、一日一食だけ抜くという断食から、完全断食にいたるまで、何十種類とやりかたがありますね。これは迷います。いわゆる代替療法、民間療法の良し悪しを、見抜くサインってないですかね。

帯津　そこなんですね。ガンの患者さんは、いろんな情報に踊らされますよね。これはしようがない。自分の状態を、少しでもよくしようという思いが切実ですから。そこへまた、つけこむような人もいるし、なかなか大変だと思うんですね。
　私は、患者さんから相談を受けると、まずいっしょに考えるんです。これからやろうとすることが、果たしていいかどうか。もちろん、私もわからないことはいっぱいありますけど、じゃあこの考えでしばらくいこうと言ってはじめます。で、またチェックする。たとえば二カ月後に、血液検査したり、調べてみる。それで、なにか及ばないところがあったら、いまの戦略を変えていくというふうにやっているんです。ただ、まことしやかなものがいっぱい出てきますから、情報を整理するのが大変なんです。

五木　それはそうでしょう。これだけの数の中から、これだと断定するのはむずかしい。

帯津　だから、数はあまり多めにしないで、少なめに絞《しぼ》ります。それと、長いあいだ付き合っていくので、ガンのような病気は、そう簡単に解決しないから、あまり値段の高いものはよせ、と言います。これはストレスになるんです。
　具体的な金額でいうと、一カ月で一万円ぐらいのものでしたら、あ、そうですかと手を出してきます。三万円ぐらいまでは、みなさんそんなに気にしませんけれど、三万円を超《こ》えると、途端《とたん》に抵抗を感じてくるんです。もちろん資産家の人もいるし、そうでない人もいるから、お金の判断はいろいろでしょうけど、だいたい一般的には、そうですね。ある程度、値段も考えることが大事です。

もう一つは、五木さんがおっしゃるように、断定できる世界ではないから、あまり断定する人の話は聞かないほうがいい。これで絶対治《なお》りますよ、というのは聞かないほうがいいでしょうね。

五木　なん度もいいますけれど、「これさえ」ということをよく言いますね。これだけやっていれば、すべて解決すると。

帯津　断定されたら、少し腰を引いて、冷静に考えろと言います。まあ、最後は、人相になるんですね。人相がいい人だったら、付き合ってみろと（笑）。人相の悪い人だったら、さっさと帰ってきなさいと、こう言うんです。

五木　いやあ、だけど、その人がどういう人かという判断は、なかなかわかりませんね。私も、いろんな仕事を持ちこまれて、どうもこの人は信用できないと思うけれど、はたからいろんな情報がはいるんです。その人のことを褒《ほ》める人がいたり、こういう大学を出たとか、こういうすごい業績があると。そうすると、少しずつ少しずつ、最初の自分の印象を修正していくんですね。いや、ひょっとしたら、大した人なんじゃないかと思うようになったりもします。

でも最後は結局、最初の直感が当たったというのが多いんですけれども。人は、外からの情報に踊らされやすいですから。

帯津　そうですね。

五木　と同時に、「溺《おぼ》れる者は藁《わら》をも摑《つか》む」とか、そういう諺《ことわざ》の真実味を、最近つくづく思うようになりました。ほんとにそうですね。溺れるときには藁をも摑みたくなる。

帯津　ええ。

五木　それにしても、最後は人相というのは、すごく面白いですね。その人間の発する雰囲気ということですね。ただし、ひとつだけ気になるのが、本人の好みという問題があるでしょう。世の中には、悪い人相の人をわざわざ好きになる人っているんですよ（笑）。男も女も。暗い影がニヒルでいいとか、憂いがあってたまらないとか（笑）。でもまあ、それも直感ですね。

帯津　直感が大事ですね。医学は科学だけど、医療は直感が非常に重きをなすということを、医師たる者つねに肝《きも》に銘《めい》じておく必要があると思っています。直感を磨かなきゃいけない。患者さんにも、それを言うんです。

五木　むかし、巨人軍時代の長嶋選手は、長嶋は勘《かん》だけでやっている、動物的な勘だなんて言われていたけれど、本人は、勘というのは長年の経験と分析との、瞬間的な反応のしかたなのであって、べつに自分は勘だけでやっているわけじゃない、人間的な判断なんだ、と言っていたことを思い出しますけれど、その人の知識とか経験が、結果的に、勘という形で出ていたのかもしれませんね。

帯津　長嶋さんは、いつも、いいタイミングで打ちましたもんね。ふだんはそれほど打たなくても。

五木　天皇が見てると、ホームラン打つんですからね（笑）。先日、奥さんの長嶋亜希子さんが亡くなったでしょう。やっぱりストレスはいけないですね。ストレスが全然ないのも困るけど、良いストレスと悪いストレスというふうにも、なかなか分けられないし、難しいですね。

帯津　ええ。ほんとにそうですね。

五木　しかし、単純に、ストレスがガンの原因だと言い切られてしまうと、私は、そうでもないだろうと考えてしまうんですよ。

帯津　それであれば、話が簡単でいいのですけれどねえ。

◎医者の見解◎

代替療法を選ぶときは、情報を自分なりに整理した上で、直感を大事にする。

Q24　民間療法の引きどころと、つなげどころ

五木　決意して行動し、一つの療法を一生懸命やっていると、あるときふと、もしかしたらちがうんじゃないかという声を聴くことって、ほんとにありますね。そこで退《しりぞ》く勇気というのも大切だと思うんですけれども。

帯津　そうなんです。それは私、患者さんと戦略をつくるときに、もしこれで上手《うま》くいってないとわかったら、もう一回、戦略を練り直しましょうと言うんですよ。いつでも相談に乗りますからと。

五木　潮時《しおどき》を見極めるのは、なかなか難しいですね。人はやっぱり執着があるから。

帯津　それに、引きずられていかないでね。

五木　悪い話に引っかかったようなもので、これだけお金を注ぎ込んで、引きさがるのはいやだと思う人もいるでしょうしね。月収二十万円ぐらいで、七万円をサプリメントに使っているというOLの話を聞いて、私はびっくりしましたけれども。

帯津　そうなんです。私のところで診察して、場合によっては検査をしたりして、まあ経過を診《み》ているだけのかたなんですが、その人は、ある特殊な食餌《しょくじ》療法をやっているんです。

その療法は、月に四十万円かかるというんですね。奥さんは、お金がなくなっちゃうって、ハラハラしているわけです。ところが彼は、とにかく年内、十二月まで、おれはこれに賭けてみる。もし十二月の時点で良くなっていなかったら、パッとやめるというんで、私も、ああ、それじゃ思いきってやりなさいと、無理に止めてはいないんです。その人の、ただ一回の人生ですからね。どこかで賭けるというんだったら、それはそれで反対しない、と思っているんです。なにがいいか、わかりませんから。

五木　帯津さんは、ほかのお医者さんとどこがちがうかというと、そういうところですね。自分がすすめないことをやると、鼻でわらう医者がいますからね。前にも言いましたが、自分たちが教室で習ったことのないような療法に関しては、鼻でわらって、「漢方？　やりたけりゃ、どうぞおやんなさい」。

まったく、患者を見下した態度をあらわにする医者もいますね。西洋医学以外、頭から信じていなくて、患者の不満や希望を認めようとしないんですね。偏見かもしれませんが、患者さんをあたたかく見守ってくれる医者は、西洋医学系では、少なくなってきているようにもみうけられます。そのなかで、帯津さんは希有《けう》な存在です。

帯津　いやあ、いろいろ、これまでの医学の常識では考えられないような体験をしていますから。どこに、どんな可能性があるか、わからないというのが医療の現実でしょう。

五木　帯津さんは、ガンの治療には、武器が多ければ多いほどいいとおっしゃっていますね。一つの療法を、退く勇気も必要だと思いますが、またつづけるにも、勇気が必要になると思うんです。

帯津　ええ。比較的に若い人で、肝臓ガンの患者さんなんですけど、この人がまたユニークでして。商社マンなんですが、働き者だったと思うんですね。肝臓ガンになって、ある程度、西洋医学的な治療で抑《おさ》えたんですけど、手術ができないので、おれは西洋医学の治療はやらないといって、私のところへ来たんです。

それで、漢方薬とかホメオパシーなどをはじめたんです。重いガンですから、だんだん黄疸《おうだん》が出てきます。血液中のビリルビン値は一・二ぐらいが正常値なんですけど、二になり、三になり、四になり、五ぐらいになると黄色みが出てくるんです。

黄疸になると体が痒《かゆ》くなります。夜、眠れないわけですよ。それはホメオパシーでいろいろ考えられるので、手を打ち出したんです。
五木　そういう患者さんであると、やはり、いろいろな療法を試されるんですか。
帯津　いいえ。私のところでそんなにいろんなことをやっていたわけじゃないんですけど、彼は特別で、外気功《がいきこう》の先生を見つけたんですよ。行っていいかというから、いや、なんでも、あなたの場合、思いついたことは躊躇《ちゅうちょ》せずにやりなさいといいました。そうして、行きだしたんですね。日曜日以外は毎日、月曜日から土曜日まで、外気功を受けに行ったんです。そうしたら、だんだん黄疸がとれてきたんですね。
五木　ほう。
帯津　いまは、ビリルビン値が二ぐらいになって、もう痒くないんです。見た目も、ふつうの人とあまり変わらないですね。彼は信念の人で、おれは気功がいいと思うから、先生、つづけてやらしてくれというので、大いにやれといったら、今度は腹水が溜《た》まってきたんです。画像診断で見ると、肝臓のガンはあんまり動いていないんです。腹水が溜まってきたということは、おそらく腹膜に、CTなんかでは現われない程度の病変が出てきたと思うんですね。その腹水をどうするかというので、西洋医学ではこうだ、漢方ではこうだ、ホメオパシーではこうだという話をしましたら、じゃ家内とよく相談してからと、帰っていきました。

ところが、このあいだ診察にきて、気功まだつづけてますかと聞いたら、いや、気功は、黄疸がとれたことは間違いないから、効果はあると思うけど、やってて腹水が出てきたんだからここまでかな、と思ったというんです。それで、今度はなにをやりだしたかというと、タイ式マッサージなんですね。タイ式マッサージが腹水に効《き》くかどうか、いまのところ、私にもわからないけれど、気功にのめりこむのと同じ気持ちで、タイ式マッサージにのめり込んだのだから、もう少しやって、様子をみようと言っているんですけどね。

五木　タイ式マッサージ。それは意外なところに目をつけたものですね。これも、一種のアーユルヴェーダの流れを汲《く》む療法でしょうけれど、なにが功を奏するかわかりませんものね、ほんとうに。

帯津　そのとおりなんです。これがいいと思うことを、信念をもってやるのも、勇気ある決断だと思いますね。私は病院の帰り際に、入院患者さんに「いや、○○さん、私がいちばん感心しているのは、あなたが全然めげないところだ。気持ちの面でめげないのは大したものだ」と声をかけたりするんですが、いつも心配そうな顔をしてそばにいる奥さんが、「ほんとは、そうでもないんです」なんて応《こた》えるんですよ。みんな大変な思いをしながら、病気と闘ったり、共存しながらやっているんですね。

どんな方法でも、西洋医学でなくても、その人に合った、なんらかの効果を生み出す方法が必ずあるんです。それを大事にしていかないといけないと思うんです。

五木 ところで、気功が効いた患者さんの場合、これだったら絶対に自分は治《なお》るという、その人の信念があって効いたんでしょうか。

帯津 それもあると思います。そこへプラシーボ（偽薬）効果が出ますから、いいと思うんですよね。ただ私は、外気功の力には、侮《あなど》れないものがあると思っています。

五木 ただし、その方法が、だれにでも適合するかというと、疑問なわけですね。

帯津 必ずしも、そうではないでしょうね。それはいつも言ってます。たまたま鍵と鍵穴みたいにピタッといけば、あなたの儲《もう》けものというか、いいことなのだから、そう思ってやってみたらいい、と言っています。

五木 一方で、ガンの場合、それこそ手術、抗ガン剤、放射線治療法という三大療法を使う従来の方式がありますね。代替《だいたい》療法でいく場合は、本人の意志とか、自分が選択する自由を与えられているような気がするんです。三大療法の場合は、治療に関しては、自分が受け身で、まったく関与できない怖さみたいなものがあります。

帯津　三大療法のなかの抗ガン剤については、専門のドクターが「選択するのはあなたです」とは言うんです。一応、「これをやって、うまくいく確率はこうです。うまくいかないこともあり得ます。先のことはわからないけれど、選択するのはあなたです」と説明する人も、いまはかなり増えていますね。そうすると、患者さんが私のところへ来てこぼすのは、「そんなこと言われたって、おれに選択はできない」というわけです。それもたしかに酷《こく》なんです。

五木　いや、そうでしょう。

帯津　だけど、いちばんいけないのは、抗ガン剤をすすめる先生が「これをやらないと、あなた必ず悪くなりますよ。これをやらないと死にますよ」と、おどかすことですね。ところが、それをやって悪くなってきたとき、その先生が最後まで付き合ってくれるかというと、そうじゃないんです。「治療法はもうございません。緩和ケア病棟へ」と、こうなる。

五木　ああ……。

帯津　そうすると、患者さんを怒鳴《どな》りつけてまで、それを選ばせたのに、あとの責任を取っていないことになる。そういうところの、まだすっきりしない点が、いっぱいあるんです。患者さんにとって、よくないですよね。

五木 よく聞くのは「余命」という言いかただけれども、あれはよくないですね。

帯津 ええ。よくないですね。

五木 いや、あの先生のおかげで助かった。余命六カ月と言われたのが立ち直った。もう一日遅れたら、あなた死んでましたと言われたなんて、よくそういう話をする人がいるけれども、実際は、どうだかわからないことなんだから、「余命」なんてことを患者さんに言ってはいけないと思うんですよね。

帯津 そうなんです。ほんと、わからないんですよ。

五木 むかしは、余命と言われれば、そのとおりだったときもあったけれど、いまは、人のいのちばかりは、なかなかわからないですものね。

帯津 最近は、読めないですよね。むかしは、体だけに目をつけていたから、機械の修理と同じで、これはだめですよ、と言っていました。自転車屋さんが、もう部品がありません、新しいのを買ってくださいというのと同じでね。みんな納得していたんですけれど、そうじゃない。病気というのは、体だけのものじゃありませんから。

人生も、体だけじゃないので、その人の、いのちのところまで深く入って、いかにこれをいっしょにサポートしていくかということも考えないと、いけないと思うんです。

五木　現代社会というのは、大変なところへきていますね。医学の世界も、悩み多き時代にさしかかっているんですね。

◎医者の見解◎

ガンは、体だけの病気でなく、心にも、いのちにも深くかかわる病気です。だから、代替療法も大いに駆使すべきなのです。

Q25 いま、ガンに特効薬はあるか

五木 ７１４Ｘという注射が、ガンの特効薬ではないかといわれて、一時期脚光を浴びましたが、このごろ聞きませんね。いまもやっていらっしゃるんですか。

帯津 いまも、一応やる態勢はあるんですけど、注射のやりかたが特殊なので、それを身につけている人が少ないのと、７１４Ｘも特効薬ではないな、という認識が行きわたってきたので、希望者があまりいないんです。

五木 ガンの特効薬というのは、次つぎに現われては、次つぎに消えていく。そう言われると、医療というものも、なにか蜉蝣《かげろう》のような儚《はかな》さを感じますね。

帯津 十年ぐらい前ですか、７１４Ｘが評判になったとき、やってくれ、やってくれと、熱に浮かされたように患者さんが訴えてきました。私は「注射だから、ちょっと様子を見させてくれ」といって、現地での評判をうかがっていたんですね。けれど、あまりにも希望者が多いので、ついに踏み切って試してみることにしました。

五木　当時は、大騒ぎでしたからね。

帯津　ええ。最初のうちは、鼠蹊部《そけいぶ》のリンパ節のあいだに入れる注射法だったんです。リンパ節の周《まわ》りには、リンパ管が縦横にあるでしょう。血管とちがってリンパ管は、壁がぺなぺなですから、そこへ硬い針を刺して、リンパ管の中におさめるなんてことはできないんです。そこで、ケベックのガストン・ネサンという、フランス人の科学者が考えたのは、リンパ管を狙《ねら》うんじゃなくて、リンパ管のありそうなところへゆっくり入れて、じわーっと、染《し》みわたらせるような感じでやるというものです。であれば、慣れた人が注射しなくても、なんとかなります。

五木　ああ。

帯津　それで私は、一九九七年にカナダのケベックに行って、ガストン・ネサンに習うことにしました。習うといったって、どうってことないんです。ビデオができていましてね、彼からそれを借りて、モーテルでワインを飲みながら見て研究していたんです。それで、だんだんわかってきました。まあ、それだけのことなんですけどね（笑）。

五木　それはまた、なんとも……。

帯津　日本に帰ってきたら、みんなやってくれ、やってくれということではじめたんですが、まあ、いっぱい患者さんが来たんです。当時の特効薬という意味での水準で、私自身も評価していましたからね。でも、たとえば丸山ワクチンよりも、714Xのほうがいいということはなかったですね。どんな治療法でも、効《き》く人は必ずいるんですけど、平均すると、特効薬というほどでもないということが、はっきりわかったんですね。私のほうで、そういう認識を持ったものですから、おのずから患者さんも、サーッと潮が引くように来なくなったんですけど、いまだにときどき、いますね。やってくれという人が。

五木　それにしても、ガンの特効薬というのは、何年かに一度ずつ、まるでブームのように出てくるように思えますが。

帯津　そういうことは言えますね。たとえば、いま日本で流行《はや》りのリンパ球を取り出して、少しリフレッシュして返す「活性化リンパ球の免疫療法」というのは、三十年ぐらい前、アメリカのローゼンバーグがはじめた療法なんですが、このときは、センセーションを起こしたんです。これでガンは解決したかなと、私自身も思ったぐらいですけれど、実際やってみたら、やはり、それほどではないとわかりました。一回すたれたわけです。

五木　ただ、これは純粋な西洋医学療法ではないでしょう。

帯津　ええ。ところが、いま日本各地で、それぞれの医師が、それぞれの工夫をしながら、ローゼンバーグの基本に則《のっと》りつつ、独自の方法をやりだしたんです。これは、全国津《つ》々《つ》浦《うら》々《うら》でやっています。私は、自分のところでやりませんから、患者さんが希望するときは、この先生ならいいなというところへ紹介するわけですが、相変わらず西洋医学陣営は、これを認めていないんですね。

五木　ほう。

帯津　この免疫療法を断乎《だんこ》として認めないのが、「国立がんセンター」、「がん研」ですね。それでも大学病院では、結構やっているところもあるんです。多少、混乱していますけれどもね。

五木　帯津さんは、丸山ワクチンを、いまでも使っているんですか。

帯津　ええ。根強い人気がありますね。丸山ワクチンは費用が安いのと、副作用のないことが長所です。

五木　永遠に、厚生労働省は認めないんでしょうかね。

帯津　おそらく、丸山ワクチン側が申請しないのだと思う。認めてもらわなくても、患者さんはいっぱい集まってきますし、それで十分なんですね。私が評価するのは、日本医大が丸山ワクチンの研究会を年に一回きちっとやって、そこには、いろんなまともな学者が集まってきて、しっかりしたことをやっているからです。

うちでは、丸山ワクチンをやっている患者さん多いですよ。私がすすめるんじゃないんですけれど、患者さんが、たとえば食事ができないような状況になった場合、漢方薬を飲めるわけじゃないし、サプリメントもだめでしょう。そうすると、注射でやる方法、あるいはホメオパシーということになってくるわけです。注射でやるとなると、費用が安いし、副作用はないということで、丸山ワクチンが入門編になってくるわけですね。

五木 丸山ワクチンには、副作用がない？

帯津 ないですね。私は一度も、副作用を経験していないです。

五木 しかし、副作用のないものは、効かないと（笑）。

帯津 そういうことも、あるかもしれないけれど、むかし、四センチくらいの腫瘍が、丸山ワクチンとビタミンCの大量摂取療法と併《あわ》せてやって、消えたんです。その人は、リンパ腺が腫《は》れて、それが十二指腸を押さえて、ものが食べられなかったんです。静脈栄養をやりながら、太極拳も一生懸命やっていたんですけど。

五木　ああ。ビタミンCの大量摂取。一時期流行しましたね。害は、どうなんですか。

帯津　ビタミンCの大量摂取療法は、アメリカのライナス・ポーリングという、ノーベル賞を二回とった化学者が推進したんですよ。ところが、学界の評価は乏しく、ノーベル賞を二回もとったのに、彼は晩年にビタミンの摂《と》りすぎで、発狂してしまったとさえ噂《うわさ》されました。

だから、問題はあるんです。ただ、ビタミンCの大量摂取療法によって、私もある程度経験しましたけど、経過のいい人もいます。ただし、まったくなんの効果も出ない人もいますね。

五木　ビタミンCの摂りすぎによる害は、なにかありますか。

帯津　ビタミンCは水溶性だから、よけいなものはおしっこになって出るので、摂りすぎによる害は、あんまりないんですけど、現実には、一つは、尿管結石ができやすくなることですかね。

五木　そう言われていますね。

帯津　だけど、これは、そんなに多いことじゃありません。二つ目は、血中の電解質が狂ってくるんです。ナトリウム、クロールはいいんですけど、とくにカリウムが落ちると、心臓に直接きますからね。私はそれを経験して、大量摂取療法は少し慎重にしています。アメリカでの療法は、一日に百グラムぐらいですからね。

五木 百グラム、それはすごい量だ。私は、十グラムぐらいが大量かと思っていた。

帯津 日本では、十とか二十でいいんです。二十やると電解質が狂うことがあるので、私は最近、患者さんが希望した場合も、十グラムから十六グラムぐらいで抑《おさ》えています。

五木 カリウムは、やはり心臓に影響があるんですね。

帯津 そうなんです。低カリウムで心不全になったりすることは、いくらでもありますから。もっとも、入院している患者さんなら定期的に血液を調べていますので、危ないと思ったら、やめればいいのですけれども。

五木 しかし、ノーベル賞を二回もとった人が、なんで晩年にそうなったんでしょうか。自説のために、自分の体を酷使しすぎたのですかね。

帯津 そうかもしれません。いつも、ポケットにビタミンCの錠剤をいっぱい入れておいて、暇《ひま》があるとボリボリやっていたというから（笑）。

五木 アメリカ人というのは、ちょっと薬を、信頼しすぎるところがありますね。サプリメントにしてもそうだけど、これを飲んでおけば大丈夫と、ぽんぽん飲む。アメリカのミステリー小説なんかを読んでいると、ちょっと頭がぼやっとしたり、頭痛があったりすると、とにかくアスピリンが登場する。ゆうべ徹夜で、いま犯人を捕まえる大事なところだというと、頭をシャキッとさせるといって、アスピリンとか覚醒作用のある薬を躊躇《ちゅうちょ》なく飲む。薬というものに、恐怖心がまったくといっていいほどない。私なんか、はじめから薬品というものに対する恐怖感があるんですけれど(笑)。

帯津　アメリカは物質主義と合理性を信奉する国だから、薬に対しても全然、拒絶反応とか心配というのがないんですね。すぐアスピリンや抗生物質を平気で飲みますね。まあ即効性ということが、西洋医学のいいところですけどね、それはまた。

五木　漢方が、西洋医学にくらべて、多少信頼感があるとすれば、私は、証明できない部分を経験で補ってきているところだと思うんです。何千年という長いあいだをかけて、人間が体験してきた中で、あれはいい、これはやっぱりまずいだろうという、識別が行なわれてきたという意味で、安心できるんですね。

話は変わりますが、帯津さんのところでは、ガン休眠療法というのも、やっていらっしゃるそうですね。

帯津　ええ。休眠療法（トゥモー・ドーマンシー・セラピー）というのは、抗ガン剤を少なくして、ガン細胞を殺さないで、まあ眠ってもらおうというやりかたですね。

金沢大学の高橋豊《たかはしゆたか》さんという外科の先生が『がん休眠療法』（講談社＋α新書）という本を出していますね。私、ふだん書店に行っても、医学書コーナーのところなんかめったに行かないんですけど、五、六年前に西洋医学の論客と対談をやらなきゃならなくなったので、武装するために、少し本を読もうと思って行ったら、学術書ですが、高橋さんがはじめて「休眠療法」について書いた本を見つけたんです。題名ははっきり思い出せないんですけれども。それを読んだとき、すごい、大した発想だと思ったんです。

なぜかというと、ガンを殺すまで抗ガン剤を使って、非常に効いたように思っても、また頭をもたげてきてだめになる。それくらいなら、副作用も少ないから、やみくもに抗ガン剤を使って殺さないで、QOL（生活の質）を維持して、だらだらといこうという逆転の発想なんです。

五木　いや、私も高橋理論には、同感するところがありますね。たとえば大地にしても、農薬を使いすぎると、土地そのものが死んでしまいます。休眠療法というのは、一種の減農薬農法みたいなものでしょう、農業でいえばですね。
害虫を殺すはずのものが、土地そのものを殺してしまうのであれば、元も子もなくなってしまいます。

帯津　そうなんです。患者さんの体は、薬のためにあるわけではないですからね。人生観にもよりますが、患者さんの体の負担を考えたり、いのちの内実を考えれば、絶対にいいと、私も思いますね。国立がんセンターの杉村隆《たかし》先生が、そのとき名誉総長だったと思うんですけど、新聞か雑誌で、いいアイデアだと褒《ほ》めてました。ところが、そんなに普及していないんです。

私は、普及すると思ったんですが、その匙《さじ》加《か》減《げん》が、やっぱりなかなか、思うようにいかないんですね。

五木　生かさず殺さずというのは、ほんとうはいちばん難しいものですね。

帯津　患者さんは、そういうのをやってもらいたいと思って、抗ガン剤の先生に頼むでしょう。でも、いや、おれはそんなのはやらないということになる。しかたがないから、金沢大学の高橋先生のところまで行くんですよね。

期待したほどの成果は、まだあげていないけれど、一つの方法として残っていくものだと思います。

五木　アイデアとして、じつに面白いと思いますね。共生するということの、ほんとうのありかたじゃないですかね。

帯津　ええ。

五木　抗ガン剤で、良い細胞までを殺すのではなくて、両方ともなだめておくことが大事なことだと思うんです。なぜならば、人間のいのちには限りがあって、百年、二百年とつづくものではないんですから。

帯津　ええ。抗ガン剤を思いきって使えば、ガン細胞は完全に死ぬんですけど、極端な場合、正常細胞もいっしょに死にますから、ガンは治りました、けれどいのちはなくなりました、こういうことになるでしょう。その反対側にあるのが、抗ガン剤のような激しいものを使わないで、共存していくという発想ですが、ちょうど真ん中に入るのが、休眠療法なわけですね。

五木　その休眠療法に、たとえば安保《あぼ》さんの免疫療法とか、漢方薬とか、いろいろ組み合わせて、体力なりなんなりをつけられれば、いいんですけれどね。

帯津　そうなんです。そういうことを、主治医がわきまえてくれればね。じつは安保さんは、休眠療法を認めていませんね。だから主治医が視野を広くして、使い分けて、あるいは適材適所で、いちばんいい方法をとってくれるのがいいと思うんです。

◎医者の見解◎

ガンという病《やまい》の治療は、一つの特効薬だけを夢見るものではなく、一歩一歩、地道に進んでいくものなのです。

Q26 枇杷《びわ》の葉《は》温灸《おんきゅう》に、なぜ魅《み》せられるのか

五木 枇杷《びわ》の葉の温灸《おんきゅう》というのも、ガン封じの民間療法として有名ですが、帯津さんもおやりになっているとか。これはどういうものなんですか。

帯津 枇杷の葉温灸を、私がどうしてはじめたかというと、気功の研究に台湾に行ってからのことなんです。台湾の大学のある先生によれば、足の裏にガン根点というのがあって、そこへなにか独特な、鍼《はり》でもお灸《きゅう》でもない、ちょうど中間みたいなことをやると、ガンが治るというんですね。それを見に行ったわけです。そのとき先生が、ガン根点について書かれた自分の本を、私にくれたんです。

五木 ガン根点ねえ（笑）。

帯津 ええ。その本をもって帰って、うちの鍼灸《しんきゅう》師に「こういう方法もあるんだけど、どうだろう、やってみるかい」と訊《き》いたら、じゃちょっと勉強しましょうということになったんですが、そのままだと、日本人には少し強烈な感じがする。ガン根点を狙うん

だけれども、そこへ鍼とかお灸を直接やるんじゃなくて、枇杷の葉温灸でやったら、枇杷の葉が一枚加わるから、少しマイルドになる。つぼへピンポイントのように命中させなくても、ぼやっと効《き》かせればどうか、ということでやりはじめました。

五木　足の裏に枇杷の葉を一枚敷く。なるほど、なるほど。

帯津　枇杷の葉温灸は、いろいろ本を読みますと、枇杷の葉のアミグダリン（ビタミンB17）という物質が、お灸の熱で蒸発し、皮膚から体の中に入って抗腫瘍《しゅよう》効果、ガンに対する効果があるという説もあるし、日本では、江戸時代からやっていましたよね。

五木　ええ。山田無文《むもん》さんという臨済宗《りんざいしゅう》の偉いお坊さんが、若いとき修行で体をこわして、静岡の金地院《こんちいん》というお寺に逗留《とうりゅう》していたとき、金地院のご住職さんが、枇杷の葉温灸をやっていた。それをためした山田無文さんは、死にかかっていたのが元気になった。それで有名になったんだそうですね。

帯津　ええ。うちの患者さんは、枇杷の葉温灸、好きなんですよ。枇杷の葉って一年じゅう茂っているでしょう。どっかから探してもらってくるんですね。私が回診に行くと、枇杷の葉を体中に貼《は》っている人もいました（笑）。まるで眠れる枇杷の葉の美女だと冗談を言ったんですが。

五木　お灸に使うのではなくて、体に貼りつけているんですか。
帯津　ええ、貼り付けている。お灸やらなくてもいいんですよ。体に枇杷の葉を貼り付けて、使い捨てカイロなんか載《の》っけて、温灸に準じているんです。
五木　まあ、自分がそれで気持ちがいいと思えば……。
帯津　そうなんです。とくに、枇杷の葉温灸は庶民的でしょう。心身にやさしいじゃないですか。しかも、お灸のプロがやらないで、ご家族がやったりしているんです。
五木　それがいいですね、枇杷の葉温灸は。
帯津　これがいいんですね、気持ちが通じ合って。
五木　でも、枇杷の木を探すのがひと苦労でしょうね。
帯津　ええ、だから、うちの病院で枇杷の木を植えたんですよ、需要が多いですからね。それを改築するときに、あっさり伐《き》っちゃった連中がいて、怒ったんです。治療ができなくなるだろうって（笑）。
五木　いかにも、民間療法ならではのお話ですが、そういうものは、日本にはむかしから伝わっていたんですね。里山や河原や庭に、薬に使えるものが、いっぱい生《は》えていましたからね。ですから、柿の葉茶とか、ゲンノショウコだとかいうものを、ふつうに飲めたんです。ゲンノショウコなんて、むかしは一家に必ずというくらいありましたよね。そのぐらい普及していましたね。

帯津　大正時代に出版された、築田多吉《つくだたきち》著の『家庭に於《お》ける実際的看護の秘訣』というものがあるんです。民間療法の事典みたいなもので、通称、『赤本』というんです。いまでも版をかさねて、一六二〇版とかすごい数なんですよ。私の本棚にもありますけれど、これにゲンノショウコのことが詳《くわ》しく出ていますね。

五木　そういえば、『赤本』なんていうのが、ありましたね。

帯津　おばあちゃんの知恵袋みたいに、いろいろ出ていますけど、まあどっちみち、やって効かなくてもともと、という考えでやってみるのもいいかもしれません。どれも害をなす方法じゃないですから。

五木　要するに、民間療法の集大成ですね、当時の庶民の。

帯津　ええ。だから、そこに載っているものを、いまためしてもいいと思うんです。悪いことはないですから。

◎医者の見解◎

枇杷の葉温灸にかぎらず、代替《だいたい》療法は心身にやさしいところがいいんです。

Q27　驚きの療法をめぐる信頼の絆《きずな》

五木　チベット医学で、ガン患者に重い難病の病原菌を、わざとうつさせて治《なお》す療法があるというのですが、ほんとうですか。ある編集者がネットで見つけたというんですけれども。

帯津　ああ、なるほどね。

五木　その難病にかかると、どういうわけかガンは治る。それでまずガンを治して、そのあと、その難病をワクチンで治すというもので、治療までの道のりを、一気に駆《か》け上がるのではなく、途中、迂回《うかい》してたどりつくという方法なんですが。

帯津　一つの考えでしょうね。丹毒《たんどく》にかからせるとガンが治るというので、そこから、OK432という免疫療法剤が出たんです。いまでも使っています。

反対に、むかしは結核になるとガンにならないという説もありましたが、これは嘘《うそ》でしたね。私、診《み》てて、やっぱり結核の人でもガンになっていますから。禿《は》げるとガンにならないとか（笑）、そういう当てにならない情報は、いっぱいあります。

五木　ガンの療法には、一般的な常識を超《こ》えた、驚きの療法がいっぱいありますね。

帯津　ただ、当てにならないほうが多いかもしれません。

五木　もうとにかく、ほんとに自分がガンに直面したときは、いいという話を聞けば、どんなに周《まわ》りが反対しても、それこそ、なんでもやってみようと思うでしょうね、きっと。飲尿療法《いんにょうりょうほう》もそうですよね。一時期は、嵐のように流行《はや》りました。いまでも、つづけている人がいるようですね。

帯津　そうですね。いろんな説があるんですけどね。ただ、あれはお金がかからないから、いいだろうと私は言うんです、患者さんに聞かれるとですね。

五木　害はないんですか。

帯津　よくわからない点もありますが、なにか発疹《はっしん》が出たりしてやめるという人は、ときどきいますね。多少の害はあると思うんですが、でも、それ以上、大きな致命傷とか、困るような害はないですね。

五木　なるほど、ガンの療法に限らず、いま私たちにわかっていることは、一万分の一ぐらいしかない。だから、思いがけないことが世の中には数限りなくあるので、いろいろためす。それが病《やまい》に立ち向かう大事な道筋なんですね。それで死ぬということさえなければ。抗ガン剤は、ためして死ぬ場合があるから、むしろリスキーかもしれませんけれどね。

ところで、いま使われている抗ガン剤の物質は、基本的には、なにが中心なんですか。

帯津　たとえばタキソールは、セイヨウイチイの成分を用いているといいます。だから、抗ガン剤のもとも、意外と自然界のものが多いんです。ただ、合成していきますから、その結果、自然界から離れていくわけですね。

五木　数日前の新聞に、一面のトップで出ていましたけれど、例の、ウツ病の治療薬リタリンを、厚生労働省が認可を取り消したとか。こういうことになってくると、西洋医学の薬は、ほんとうに、なにを当てにしていいかわからなくなってきますね。現在、病院で処方されているリタリンの数が、年間に三千三百七十万錠というのですから、びっくりしました。

帯津　ほんとですね。

五木　医者も患者も、いまさら使うなといわれても、と思うけれども、副作用があるといわれれば、しかたないとも思ってしまう。科学は普遍などというけれども、実際には、やはり、薬でもなんでも、この世の中の事柄というのは、常ならず、変化するものなんですね。

◎医者の見解◎

アンドルー・ワイル博士の名言、「絶対に効《き》くという方法もないし、絶対に効かないという方法もない」。

Q28　患者の、日常を生きる心構えとは

五木　ちょっと、具体的なことをお伺《うかが》いしたいのですが、実際にガンの患者さんの症状が、いまほとんどガンは抑《おさ》えられているのだけれど、体力がなくて、すぐ脱水症状を起こすとか、気力はあるみたいなのだけれど、ちょっと歩くと、次の日はもう嫌だという場合があると思います。そんなときは、なにを、どうすればいいのでしょう。

帯津　そうですね。無理をしてもいけないですから、適度な運動というのがいいんですけど。その人にとって、なにが適度かというのを、決めないといけないですよね。

五木　適正な運動量を決める。うーん、それを自分で決めるわけですか、患者さんが勘《かん》のようなもので？

帯津　そうです。だから私は患者さんに、六畳間を一まわりしたって、あなたには適度かもしれないから、そういう心がけでやりなさいと言うんです。

五木　一日、何歩とか、何分とか決めないで。

帯津　決めないで。歩くのは修正が利《き》きやすいですから、今日、歩きすぎたと思ったら、あした減らせばいいし、反対もある。そういう点では、歩くのがいちばんいいですね。

五木　自分でも、よくわからないような日、歩きたいけれど、歩けるかどうかわからないというときは、どうでしょう。

帯津　そういうときは、坐《すわ》ってやる呼吸法なんかをするといいんです。白隠禅師《はくいんぜんじ》の「内《ない》観《かん》の法」なんていう呼吸法は、特別な修行もなにもいりませんからね。読めばわかりますから、自分なりにやってもらえばいいと思うんです。

五木　ええ。仰向《あおむ》けに寝てする臥禅《がぜん》というのを、私はよくやっているんです。やはり、呼吸法はいいみたいですね。

横になったまま、呼吸と瞑想と併《あわ》せてするんです。要するに、息を吸うときに、肺の横を拡張する。肩で息するというときは、肺の下とか脇のほうまでは使っていないですから、そこをひろげる。腹式で息を吸うときは、腹圧をかけて、おなかをぎゅっと絞《しぼ》って、横隔膜《おうかくまく》をひろげる。

逆に、息を吐くときには、横隔膜を絞るために、下腹部に力を入れなければなりません。おなかに力を入れて、ひろげた横隔膜を絞っていく、ぎゅーっと、自分でわかるように……。はっきり十センチぐらいちがいますからね。

帯津　いや、お上手《じょうず》そうですね（笑）。

五木　腹式呼吸というと、おなかを、やたら膨《ふく》らませる人がいるんですよ。おなかで息を吸うかのように錯覚している人が、けっこういます。やはり、肺で呼吸しているのだろうから、横隔膜を拡幅させるために、いろいろ考えて、下腹部の重心を移動させたりしていますね。

帯津　瞑想は、どういうふうになさるんですか。

五木　瞑想というよりは、息を吐きながら、それこそ呪文《じゅもん》、自分で決めた言葉を心の中で唱えます。日によってもちがいますが、それがスッと、一つの流れでスムーズに出るときは、体調がいいことがわかります。途中で、もたなくなるときがあったりすると、あ、今日は体調が思わしくないな、と感じたりします。「延命十句観音経《えんめいじっくかんのんぎょう》」を唱えるのと同じで、みなそれぞれ、自分流のお経をつくるといいと思うんですよ。

帯津　そうでしょうね。

五木　それが大事なことですね。自分流の呪文というか、自分のマントラをつくるように、自分流に調整することがね。

帯津　場合によっては、自分だけので、いいんじゃないかと思います。

五木　自己マンですか（笑）。みんなといっしょが正しいことだというふうなことを、半《なか》ば強制される現代人にとって、いちばん大切なことかもしれませんね。なんでも、自分自身でやってみる。他人《ひと》が自分の体の面倒を見てくれるわけじゃないし、自分の体は自分で面倒を見るしかないですから。

帯津　ほんとうにそうです。医師は、いっしょについていく伴走者ですから。

五木　いや、名医からそう言われると、よけい頼もしくなる。はじめにお訊《たず》ねした、病気のときの補完的養生《ようじょう》法のひとつに、いろいろな民間薬がありますね。たとえばプロポリスや、アガリクスなどは人気がありますね。また、病気のときにすすめられるサプリメントもいろいろありますね。

私はあまり用いないですが、もらったときに、ちょこっと飲むぐらいですか。ちがうものをもらったら、またそれをちょっとやるとかね。いろいろくれたがる人がいるんですよ（笑）。自分に効《き》いたからと、ロイヤルゼリーをもらったりすると、そのときちょっと飲みますが。こういうものの常用というのは、どうなんですか。

帯津　サプリメントを飲むのは、悪くないと思います。ただ、常用ということには、少し疑問がありますね。体調がよくなったなと感じたら、あとは自分の体を信じて、自己治癒力に身をゆだねることも大切です。

五木　そうですね。私は、一つのことを長くやることも大事だけれど、一つのことを長くやりすぎるのもいけないと思っています。それに体が慣れてしまうのも、あまり良くない気がするんです。民間薬というものは、なにかわからないけれども、経験的に、やりだして三カ月ぐらいは新鮮に効くんですね。そのあとは、どうも、あまり効かなくなる。だから、ある意味で、サプリメント・サーフィンというのは、体を甘えさせないということで、意味があるとは思うんですが。

帯津　サプリメントも、やはり自分の体の調子をよくするものですから、あまり高価じゃないもの、そして売っている人の人相がいいものを気軽に飲めばいいと思います。

◎医者の見解◎

呼吸法も、サプリメントも、自分の健康のための伴侶として、使いこなすのが良いでしょう。

Q29 体調は一定の状態より、揺れ動いたほうがいい

五木 いま医療の現実を考えると、いわゆる民間療法や補完代替《だいたい》療法というものを、無視できなくなっているということは、確実であるように思います。

帯津 ええ。

五木 私のところへ、よく「お笑い療法」というもののレポートを送ってくるお医者さんがいるんですが、それを読むにつれ、釈然《しゃくぜん》としない思いがこみ上げてくるんですよ。笑えば、病気が治るってものではないのではないかと。

帯津 私も、そう思いますね。

五木 「お笑い療法」で血糖値が下がった、白血球が増えたと、いいことがいっぱい書いてあります。そのお医者さんの考えによれば、だから、できるだけ患者さんを悲しませないようにすることを、治療と介護にあたる人間は心がけなければいけない、ということなんですね。

しかし、人間、年じゅう笑っていればいいのかというと、そんなものではないと考えているんです。悲しむということも、ちゃんとなければ、心のバランスが取れないのではないでしょうか。ちょっと極端な言いかたをすれば、いつも明るく振る舞っているように見せることが、現代人のストレスの大本《おおもと》になっているのではないかという気すらするんです。

感情は本来、右に揺れたり、左に揺れたりするものです。それが、心の本当の安定に必要だろうと思います。むしろ、一定の状態で安定しているというのは、かえって危ないんじゃないかと思うんです。安定しているということは、少しずつブレながらも、中心線がズレていない状態をいうのではないか、と思うことがありますね。

帯津　ええ。

五木　ヨットが、たとえば北へ向けて進むときは、進路さえ決まっていれば、風の向きに従って、帆は、あっちへ動いたり、こっちへ動いたりしながら方向を定めていきます。これが安定なのであって、じっとしていることは、たんに静止していることであって、安定ではないのではないかと思うんですよ。

帯津　ええ。

五木　静止していては進むことができない。場合によっては死につながる。ブレながら運動している状態で、人は進むことができるのではないでしょうか。体温ひとつとっても、一日中、決まった平熱でずっといるわけではない。血圧だって変動しています。

帯津　そうですね。日中の変動もあるし。

五木　平均すれば、このぐらいというのが、安定の目安のはずですよね。

帯津　ええ。ガンの場合も、腫瘍《しゅよう》マーカーというのを、患者さんがよく気にするでしょう。でも、高値安定というのがあるんです。異常値ではあるけれども、揺れ動いているんですね。だから、ある範囲のなかでは、高値安定がいいんだと、私は言うんですね。患者さん、笑いだすんだけど、それでいいんですよ。

五木　むしろ、急に、ものすごくブレはじめるのがよくないと。

帯津　階段を、登るように上がっていくときは、やはり、用心しないといけないんですが、上がったけれども、次回はまた、ちょっと下がっている、ある範囲内で揺れ動いているのは、いいんですよね。

◎医者の見解◎

人間の体は、刻一刻変化するものです。一定の範囲で変化するのが当たり前です。高値安定は、以《もっ》て瞑《めい》すべし。

Q30 なぜ病気は治《なお》るのか

五木 同じ養生《ようじょう》をしながら、病気になる人と、ならない人といますね。なぜそういうことが起きるのか、つねづね疑問に感じているんです。たとえば、すごく調子が悪いんだけど、いつの間にかよくなることが、ふだんよくありますね。治ったり治らなかったりというようなことも起きる。そうすると、いったい病気ってなんだろうなと、素朴な疑問をもつんですよ。

帯津 ちょっと、別な視点で考えると、ガンの治癒率で、五年生存率ってありますでしょう。

五木 ありますね。

帯津 ある人が、手術あるいは抗ガン剤をやってから、もう五年たつとすると、五年生存率でプラスのほうに入るわけですね。同じ治療でも、人の人生はみんなちがいます。術後、その人がどういう人生観やライフスタイルを持っているか、どういう交友関係があって、どういう場に身を置いて生きたか、みんなちがいます。それを、時間という一つのファクターで律して、これが良い悪いとは言えないのは、そこだと思うんです。非常にむずかしいところですよね。

五木　ええ。別の病気が起きて死ぬことだってある。

帯津　まあ、遺伝子のプログラムがそうなっているといえば、それまでですけど、そうじゃないと思うんですよね。その人の、トータルな面が出てくると思うんです。

五木　なるほど。

帯津　五年生きたといっても、たとえば玄米菜食をやっていた二人が、片方はだめで、片方は元気になったというようなとき、心の持ちようは、どうだったんだという問題については、これは、だれも検証していないわけです。

五木　ああ。なかなか、その点はむずかしいですね。最近、心の持ちようで生理的条件が変わってくるというのが、医学的常識のようですからね。それは、大きな影響があるでしょうね。当然のことながら。

帯津　ええ。

五木　希望だけ持っていればいいというのでもありませんしね。まさに問題なんです。

帯津　私は年に四、五回、長野の「水輪養生塾《すいりんようじようじゆく》」で、患者さんを集めて、二泊三日で講義したり、気功をいっしょにやったりします。そこでいろんな人が、ざっくばらんに、いろんなことを、私に聞いてくるんです。このあいだも、八十六歳の患者さんがいて、おばあさんですけれど、胃ガンの手術をして一年になろうとするところなんですね。そのかたが、定期検診で病院に行ったら、どうも、おなかの中の大動脈の周囲のリンパ節が腫《は》れてきているようだと。これは再発の可能性があるかもしれないので、一ヵ月後にその大学病院で詳《くわ》しい検査をしましょうと言われたというんですね。おばあさんは、だけど自分は、検査を受けないつもりだ。なぜかというと、受けて、もし再発ですから抗ガン剤やりましょうといわれても、八十六歳まで生きてきて、いまさらそんなことをやりたくない。それだったら受けなくていいでしょう？　というものですから、私も同じ考えです、という話をしたんです。

五木　ああ。同感ですね。私も当然そう思います。

帯津　それで、そのあとがちょっとよくなかったんです。私、「いや、どっちみち、もうあとがないんだから、伸びのびやったほうがいいですよ」と言っちゃったんですよね。しまった！　と思ったんです（笑）。

でも、気にしないでくださったと思うんですけど、そのとき、五木さんの『養生の実技』（角川ｏｎｅテーマ21新書）を思い出したんです。そうだ、それでも、やっぱり養生としては、やっていかなきゃいけないと。

五木　そう、「あす死ぬとわかっていてもするのが、養生」です（笑）。

帯津　ええ。やっていくなかで、少しゆるやかに、たまには悪食《あくじき》も、というようなつもりでやってくださいよと。そこで、なんとなく落ち着いたんですけどね。いやー、一瞬ちょっと、まずいこと言っちゃったなと（笑）。

五木　そう長くなくても、やるのが養生だと思ってやっていると、変な欲が出てこないで自然にできますね。養生と治療の境目というか、予防医学の言葉でいってしまえば、簡単ですけれどもね。

ただ、これからは、医学の軸足が、予防のほうにかかってくるんじゃないでしょうかね。いままでは受け身で、起きた症状を治すのが医学だったわけだけれども、被害を最小限に食い止めるとか、起きないようにするということを考える段階にきている。

帯津　ええ。

五木　むかしは、免疫公衆衛生というのは、医学の分野の中でも、端っこのほうだったでしょう。心臓とかなんとかにくらべるとね。最近は、辺境のものがどんどん大事になってきていますね。

そもそも病気とはなにか、なぜ起きるのか、という問題にかえると、病気のことを、禅では、「不安」というんですね。禅師不安というと、お坊様はいまご病気でございますと。要するに、身、息、心の三事のバランスを失っている状態という言いかたをするんですね。その三事の秩序が崩れると、病を発すると考えるわけです。

禅とは、その不安を整えることでもあるのですが、果たして、病気はいけないものかというと、私は、必ずしもそう思わないところがあるんです。医学が進んで病気はなくなるか。これは、しっかり見据《す》えていかなければならない問題です。むかしにくらべて、病人は増えているのか、減っているのか？

帯津　そうですね。なくなっていないことだけは、事実ですね。

五木　なくならないということは、老いと病を、ワンセットと考えたほうがいいのかもしれない。

帯津　生老病死《しょうろうびょうし》ですからね。当然、その時期を経て、人間ひとつの人生になってくるんじゃないでしょうかね。

五木　医学が進むにしたがって、たとえば優秀な検査ができるようになれば、当然、発見も早くなるだろうし、病人も減るということになりますね。しかし、現実には、病人は減っているのかといえば、そうではない。逆に増えているようにすら見える。そうすると、いまの医学の立場は、これでいいのかという根本問題が出てきます。

帯津　ええ。

五木　名古屋大学の古井《ふるい》倫士《ともお》さんという人が頭痛についての本（『頭痛の話』中公新書）を書いていますが、そのかたの考えが面白いんです。医学が進んで、頭痛を止める薬がどんどん出てきている。ただ、頭痛はひとつの体の訴えである。だから、もしも頭痛がなくなったら、訴えるものがなくなる。そうなったときのことを考えるとゾッとする、と（笑）。

頭痛がなくなったら、人間は幸福になれるか。そんなことはないだろうと。それが結びの言葉なんですけれども、これはなかなか深刻な問題ですね。

帯津　そうなんですね。

五木　頭痛は、なにかの信号を発している、あるいは語っているということはたしかです。なにかの一つのバロメーターとして、計器として。計器なしに飛行するのは恐ろしいことですね。同様に、病気も、どこかそういうところがあります。自分に対して。

先日、あるテレビ番組を見ていたんですけれど、ガンの患者さんたちがみなで、隊を組んで、登山をするんです。上高地《かみこうち》から穂高《ほだか》に登ったんですが、その人たちは、みんな再発ガンの患者さんたちなんですね。みんなで力を出し合い、助け合い、呼吸を合わせて、山に登り、頂上を極めた。そうして、その後の検査結果をみると、みな良くなっているというんです。これは、どういうことかなと思いました。

一人ではなく、みんなでいっしょに、目標に向かって挑《いど》むということが、いいのではないかと、その番組ではしめ括《くく》っていましたけれど。

帯津　みんなが、同じ目標に向かって、切磋《せっさ》琢磨《たくま》することによって、共有の場のエネルギーが高まり、一人ひとりが癒《いや》されていくのではないでしょうか。

◎医者の見解◎

共有する場のエネルギーを高めることによって、治療効果は間違いなく高まります。

Q31　一つの療法を、どこまで信じるか

五木　ガンのように死亡率が高く、完治への道のりがけわしい場合、だれでも、藁《わら》をもつかむ思いで、いろいろな療法にすがらざるを得ないと思いますが、私は、ひとつ腹立たしく思っていることがあるんですよ。

帯津　はい。

五木　治療する側が、西洋医学でも、代替《だいたい》療法でも、民間療法でも、自分の療法を絶対と思い、それに執着するあまり、患者さんの心身を深く傷つけることがある。いままで何度もくり返し、くり返し、言ってきましたが、人間は百人百様。みんなちがうのだから、だれにでもあてはまる、だれにでも効果があがる、絶対なる特効療法はないと思うのですが。

帯津　ええ、そうです。ガンに限らず、風邪《かぜ》や腹痛、胃痛などふつうの病気にも、万人に効《き》く薬は、じつはないんですよ。

五木　それなのに、ガンなどの重い病気にはよく「これさえやっていれば絶対治《なお》る」という言いかたをする治療者がいますね。患者側からすれば、その言葉を信じて、最初はその療法に、お金と時間と体力のすべてを注いで打ちこむ。しかし、二、三ヵ月たってもあまり効果が見られない。もしくは、いったんは良くなっても、それが持続しない。よくありますよね。一つの療法をはじめると、なぜか一時的に効果が見られるというケース。腫瘍《しゅよう》が小さくなったとか、消えたということが。でも、それでそのまま治癒の道のりをたどるかというと、そうでもない……。

帯津　一つの療法で腫瘍が縮小したり、消えたりすることは、ないことではありません。いま真っ先に思い出すのは、喉頭ガンが肝転移した患者さんのことです。累々《るいるい》とあったガンが、漢方薬を一ヵ月間くらい服用しただけで、まったく消えてしまったケースです。

これには驚きました。漢方薬って、こんなに効くのかと。しかし、これですっかり治ってしまったわけではなく、やがて、また肝臓ではない部分、たしか頸部《けいぶ》のリンパ腺だったと思いますけれど、再発して亡くなりました。

漢方薬も、どちらかといえば、エネルギー医学です。いつも言うように、生命のエネルギーは、ある範囲内とはいえ、連続した無数の値をとり得るわけで、これがわずかでも上昇すれば、それが治療効果です。

だから、治った、治らないの二極化で律することはできません。一歩前進の医学なのです。この患者さんのケースも、一歩前進して肝転移が消失し、やがて、またずるずると後退して亡くなった、と考えるべきなのではないでしょうか。代替療法の効果は、そういうものなのです。決して、はなばなしいものではありません。

五木　完全に治ったのではないから、再発もしくは転移しますね。そうすると、患者さんは、その治療法もしくは、その治療師に対する信頼を失い、ほかの療法へ走る。いろいろ遍歴したあげく、亡くなってしまうというケースもありますね。

そのとき、最初の治療師が、「あのとき、自分の療法を信じて、それひと筋にやっていれば、こういう結果にはならなかった。いまごろ元気になっていたのに」ということがある。私は、これはちがうんじゃないかと思います。

帯津　そのとおりです。ガンのような場合、一歩前進したり、また一歩後退したりの療法ですから、先のことなどわかりません。いわゆる「たら、れば」で語る世界ではないのです。

ガンの場合は、途中で、治療のかいもなく亡くなることも多いので、こういう発言が出てくるのです。これは、ある種の驕《おご》りというものです。前にもお話ししましたが、これがアトピー性皮膚炎を専門にする治療家だったら、こんなことを言いません。ガンとちがって、めったに亡くなるようなことはありませんので、いつまでも結果を突きつけられますから、それはきびしいものです。だから、「たら、れば」で断言するなんてできない、もっともっと、謙虚なものですよ。

五木 もう一つ、基本的な疑問なんですが、なぜガンという病気に対して、宣告という言葉を使うんだろうかと。これは医療関係者というより、マスコミが使うことが多いようですけれども。たとえば、これこれこういう具合にガン細胞ができています、と言えばすむものを、なにか大変な非常事態が起こったときの、宣戦布告をするみたいに、宣告という言葉を使いますね。「ガンの宣告」という言葉には、死の宣告に通じる重さがあります。

しかし、言ってみれば、人間は生まれ落ちたときから、死の宣告をされた存在なのだから、ガン細胞が体の中にできたぐらいで、わざわざ「宣告」なんていう言葉を使わないでほしいと思うんですけれどね。もっと別な言いかたを用いれば、ガンに対する不安感は、少しは軽減するのではないかと感じているんです。

帯津　まったく同感です。

◎医者の見解◎

代替療法は一歩前進の療法です。大言壮語《たいげんそうご》は通用しないのです。

Q32 自然治癒力は、どこから生じるか

五木 代替療法《だいたい》の治療家のなかに、ガンは自分で治《なお》せると主張する人がいます。そのとき、必ず出てくるキーワードが、免疫《めんえき》力と自然治癒力なんですが、免疫力と自然治癒力とは、異なるものなんですね？

帯津 そうなんですね。

五木 奇跡的快復《かいふく》、なんてことがありますね。それには、免疫力と自然治癒力の、どちらが関与しているんですか。

帯津 快復の病例によってちがうので、一概には言えませんね。自然治癒力についていえば、じつは、自然治癒力は、正体がまだわからないんです。わからないけど、存在は疑っていないですね。西洋医学コチコチの先生でも、自然治癒力はあると、はっきり言っています。

だけど、現実の臨床ではいかしてないんです。自然治癒力は恐らく免疫力なんかより

も、もっと奥にあって、免疫力の司令塔になっているのではないかと、私は思っています。

五木　自然治癒力が免疫力の司令塔？

帯津　ええ。免疫学の多田富雄《ただとみお》先生がよく本で、免疫は自己組織化するスーパーシステムである、とおっしゃっていますね。それに対して、自然治癒力は、「場」の力だと、どこかでお話しになっています。だから自然治癒力というのは、体の中の、いのちの場にそなわった、本来的な能力なんだと思うんです。いのちのエネルギーが低下したときに、これを快復させる能力ですね。だけど、その正体がつかまっていないんですよ、まだ。なぜつかめていないかというと、体の中にばっかり目を向けるからで、おそらく自然治癒力は、ほんとうは、外界の環境の中にあるんじゃないかと、私は考えているんです。

五木　なるほど。

帯津　たとえば、「気」のいいところに身を置くと、よくなってくるとか。

五木　いわゆる「いやしろ地」といわれているような、緑豊かな森や寺社仏閣にお参りすると、気分がすっきりして、体調が整うようなことがありますね。私も「百寺巡礼」

といって日本全国の寺巡りをしているときは、苛酷なスケジュールのわりには、元気でした。

帯津　そういうことです。だから、体の中ばっかり探さないで、外も探したらと言ってるんですけどね。

五木　自然治癒力を高める場所、というのがあるとお考えなんですね。それはいま、こうしてお話ししているこの空間中にも「気」の流れのようにあると。

帯津　ええ、ここにもあるはずですよ。

五木　帯津さんが呼吸法をなさるのも、結局、自然治癒力を、いのちの内に高めて……。

帯津　中に取り入れるということですね。

五木　取り入れるということですよね。免疫力と自然治癒力とを、私たちはごっちゃにしているけど、免疫力は体内にそなわった力。自然治癒力は体外にある、生命の場の力であると。

帯津　そうです。免疫は、もうちょっと浅いところにある力ですよね。いのちの奥のほうに、自然治癒力というのが、もう一つあるんだということです。

五木　たとえば、百回に一回とか、一万回に一回とか、証明がつかない治癒例って、ときどきありますね。そうすると、それは、自然治癒力のなせる業《わざ》といえるんでしょうか。

帯津　そう考えてもいいと思います。

五木　一方、免疫力はときに反発して病気を起こします。そうすると、免疫力を高めるというのは、どういうことなのか。

よくプロポリスは、免疫力を高めるのでいいと言われます。そのプロポリスは蜂からつくられる。

帯津　ええ。蜂の巣の壁ですね。

五木　そういえば、蜂に刺させるという、民間療法もありましたね。

帯津　ええ、ありますね。

五木　私の知り合いに、伊豆に住んでいる八十六、七歳になる、ものすごくお元気なかたがいます。毎日、一匹ずつ蜜蜂をとってきて、ピンセットの先で針を抜いて、その針で頭を刺すんです。五、六カ所、チクチクッと。これは、すごくいいという話なんですけれども、どこに効《き》くんですかね（笑）。

帯津　やっぱり免疫を賦活《ふかつ》するのだと思うんです。チクチクと刺激を与えて、眠っている免疫を呼び起こすのだろうと思います。それによって、体の正常な自己組織化を促すんでしょうね。古代からこういう療法がありますね。

五木　そのご老人は、とにかく蜜蜂を捕まえてきては、針を頭に押しつける。すると、痺《しび》れるような痛みが走るんだけど、これがいいと、もうむかしからやってますよ。

帯津「Apis《エイピス》（蜜蜂）セラピー」「蜜蜂毒療法」という名前で、欧米では一部のお医者さんがやっているようですよ。アンドルー・ワイルもそう書いていました。

ただ、プロポリスは、それとは少しちがいますね。プロポリスには、花のスピリットが含まれています。花のスピリットのもとは、大地のスピリットです。プロポリスの効果は、なによりも、こうした、大自然のスピリットをもたらすところにあるのでしょう。

◎医者の見解◎

自然治癒力が、思う存分発揮できるような場をつくるのが、本来の医療なのです。

第六章

スピリチュアル・ヒーリングの謎

Q33 なぜスピリチュアル・ヒーリングがもてはやされるか

五木 民間療法のなかでも、最近とくに、スピリチュアル系のものに人気が集まっていますね。これはテレビなどの影響もあるでしょうが、しかし、それだけでなく、その背景には、科学万能主義に根ざした、近代医学への不信感があると思います。

帯津 ええ。

五木 近代西洋医学に基《もと》づく病院で、劇的に治《なお》る病気はたくさんあります。とりわけ外科のような場合には、その治療能力はもう、歴然としています。けれども、いま人びとが、近代医学、西洋医学に対して抱いている不信というものは、一見、いのちにかかわると思えない、日常的な、どうでもいいような体の不具合に関して、病院はなすべき手段を持っていないというところにあると思っているんです。

帯津 そうですね。たとえば腰が痛い、肩が凝《こ》る、膝《ひざ》が痛い……。

五木 そう、体がだるいとか。

帯津　ええ。西洋医学は傾向的に、飲む薬で対処しますよね。痛み止めを処方するなどして。それは、あまり根本的な治療じゃないわけです。そこへいくと、鍼《はり》とか灸《きゅう》とか、あるいはカイロプラクティックだとか、実際に手を下すものは、かなり根本的な治療に役立っているんですね。

五木　ああ。

帯津　先日、私の知り合いの出版社の社長さんが電話をしてきました。なにかと思ったら、「手かざし」で治療をするおばさんがいて、ものすごく効《き》くというんですね。この社長さんは、じつは、右肩が痛くて、右の偏頭痛《へんずつう》があって、私のところの鍼に来ていたこともあるんです。

　ところが、一時的にはよくなるんですけれど、彼としては、満足な結果が出てなかったんですね。その話を聞いたその女のかたが、私が手かざしをやってあげるからというので、会社まで来てもらって、手かざしを受けたと。そうしたらよくなったというんです。その話を仲間にしたら、おれもやってもらいたいというのが出てきて、じゃあ会社に集まってやってもらおうということになったというんです。それで、汚いところじゃしようがないんで、絨毯《じゅうたん》を買ったよ、というんです（笑）。

実際に、何人もやってもらって、ほんとにいいんだそうです。私は、社長さんからその女性に会ってほしいと頼まれたんですが、こういう治療は、いまの日本の病院ではできませんね（笑）。

五木　なるほど。くり返しくり返し、紅茶キノコにはじまって、飲尿療法《いんにょうりょうほう》だ、骨盤矯正《きょうせい》だ、やれ手かざしだと、いろんな健康雑誌で次からつぎへと紹介されますね。相当の人がそういうものにお金も遣《つか》っているし、そういう治療師のところに押しかける。その根底に、病院への不満があるとすれば、なにか近代の病院の医療のありかたに、大きな欠点があるのではないかと思うんですね。それがなければ、そういう療法というのは、根絶やしになってしまうわけですから。

帯津　ええ。

五木　実際に効くこともある、さっきの「手かざし」と同じような領域は、西洋医学でいうと……。

帯津　心療内科ですか（笑）。

五木　最近は、その心療内科というものが、わりあい大きな看板を掲げるようになって、ちょっとだけ、近代医学の中にスピリチュアルな要素が入ってきたような気もします。

あいまいだった分野に、科学的な姿勢をもって対処しようという雰囲気《ふんいき》がありますね。

帯津　ええ。日本は遅れていますがね。

五木　私の知り合いの編集者の奥さんが、長いあいだ頭痛がとれなくて、結局、最後は、なにかトランキライザーみたいな薬でパッと治ったという。これは、心療内科の処方の西洋医薬だそうですが。ぴたっと治ったというので、不思議がっていましたけれども。

帯津　そういう薬も、いっぱいありますね。

五木　いま、医学のテクノロジーというのは、ものすごい勢いで発達していますね。このあいだも、動脈瘤《りゅう》はもう怖くないと力説する人がいました。なんでも新しい技術ができたとか。ステントですか。そういうものにしても、むかしのように金属の管を入れるというより、もっと安全なものがあるんだという。そこまで進歩しているのに、どうして、簡単に思われる偏頭痛とか、足のむくみとか、そんなものが取れないんだと、じつは、やりあったばかりです。

帯津　機械の故障みたいな病気は、西洋医学は得意ですね。それで、進歩してきた側面があります。いま手術だって、おなかにちょっと穴を開《あ》けて、腹腔《ふくこう》鏡でやっちゃうでしょう。あんなことは、私の時代には、考えられなかったですね。その時代は、おなかを大きく開けるのが名医だと言われていたんですよ。少しでも大きく開けて、隅々まできちんと把握して、一番いいことをすると。ああいうちっちゃい穴から、内視鏡を入れてというのは邪道だと、私は思っていたんです。いま完全にそれが主流ですね。

五木 何十年間ぐらいで、大きく切ることから、腹腔鏡に変わってきたんですか。

帯津 私がいまの病院をはじめてから、この二十年ぐらいのあいだに変わりましたね。

五木 すごい進歩ですね。まさに日進月歩ですね。

帯津 ええ。そういうところは、西洋医学の素晴らしさがあるんです。ただ、病気というのは、機械の故障とちがって、患者さんの心とか、いのちとかが深く関わっていますから、そういう病気を、西洋医学は治せないんです。機械の故障のように、目でとらえることができる病気ならいいんですけれどね。私は、現代の複雑怪奇な病の治療には、むしろスピリチュアルなものが入ってこないといけないと考えています。

五木 人間を機械と見る科学主義が、ちょっと対応できなくなった部分でもあるのだと思いますね。いま、科学の側にいた人たちからも、反省が出てきたということなんでしょうか。

帯津 そうでしょうね。

◎医者の見解◎

医学は科学ですが、医療は本来、スピリチュアルなものなのです。

Q34 「手かざし」には、どんな効果があるのか

五木 偏頭痛《へんづつう》や肩痛を治《なお》す「手かざし」の話が出ましたが、手かざしというものは、たとえば、キリストがそこへ手を当てたら治ったとか、むかしから、いろいろとありますね。ある意味、治療法として、歴史をもっている（笑）。実感としても、手というものに、人を癒《いや》す力があるというのは、なにか、動かしがたい事実のような気がしているんですけれど。

帯津 そうですね。私も回診のとき、患者さんのおなかを診《み》ますね。「気を入れてくださいよ」という患者さんがけっこういるんですよ。そのときはちゃんと「じゃ、いま入れますよ」と、臍下丹田《せいかたんでん》の上に手をかざしてね。あるいは触《さわ》ったままで、かざすんじゃなくて、おなかに手をくっつけたままで、気持ちを込めて気を送るんです。いや、最近の患者さんは直接的で、たとえばハグといいますね、私に抱きついてくる人もいますよ。

五木 ほう。

帯津　朝、病院の二階の道場で気功をやるでしょう。そうすると、階段登るのもやっとの重症なガン患者さんも、二階に来ているんですよ。それは、私に抱きつくために来ているんですね。気功も自由にできない体調なんですよ。もう体も弱ってますからね。みんながやっているのを、坐《すわ》って見ているんです。気功が終わって、私が帰ろうと、顔を向けて見ると、むこうで待っているのがわかるんです。私が行くとハグをしてくるんです。気をもらいたいというんです。病棟でも、ときどきやられるんですよ。節操がないみたいだけど、何人ともやっている（笑）。これは悪くないんですね。もちろん、患者さんにとってですよ。

五木　そうでしょうね。

帯津　そうすると、あとでよく眠れるとか、おなかの張っているのが治ったとか、そういうことを言ってくれる（笑）。これはまったく、客観的な事実とはいえないんですけれど、こまやかなコミュニケーションということが、やっぱり医療の基本にはあると思うんですね。

五木　古いお寺で、樹齢何百年という巨大な楠《くすのき》があって、その樹に抱きついている人が結構いますね。抱きついて、幹《みき》に耳を当てていると、樹液の流れている音が聞こえる。

その音が自分の体に伝わって、生命力が甦《よみがえ》るとかいってですね。それといっしょですね、気をもらうというのは。

帯津　そういうことだと思います。それが生命エネルギーを刺激するんでしょうね。

五木　キリスト教をはじめとして、多くの宗教が、手かざしによる治癒例を書き記《しる》していますし、新宗教の中には、手かざし治療や、浄霊《じょうれい》による治癒を、布教の手段に使っているところもありますね。

帯津　大いなるいのちに包まれて、安心するというのが宗教でしょうから、手かざしは、つねに宗教とともにあったのではないでしょうか。

五木　私が最近読んだ本の中で、とても興味深いことが書いてありました。大阪の釜《かま》ケ《が》崎《さき》在住のカトリックの神父さんの本田《ほんだ》哲郎《てつろう》さんが、『小さくされた人々のための福音』（新世社）で書いていたことです。現在、日本で一般的に読まれる新共同訳という聖書では、イエスが病人を癒したという表現が、福音書で五十回以上出てくるのだけれど、ギリシア語の聖書にあたると、文字どおり、奇跡的治癒を指す「癒《いや》す」（Iaomai）という言葉は五回しかなく、あとはみんな「奉仕する」（Therapeuō）という単語が使われていたそうです。

帯津　英語のセラピーの語源ですね。

五木　ええ。セラピーは、もともと看病する、手当てする、というくらいの意味しかなかったんだそうですね。本田さんの解釈によると、イエスが「癒し」を自分から買って出た例は一つもなく、自分から言いだすのは、いつも奉仕の意味の「手当て」セラピーだったと。病気に苦しんでいる人に思わず、手を当てて、早く治るように……と心を込めたところ、ときどき、「癒し」がなされて、イエス自身が深い感動を覚えて、治癒した人に「だれにも言わないように」と口止めをされたと書いてあります。

帯津　患者さんの体に手を触れて、気持ちを込めるのは、医療の基本中の基本ですね。最近のドクターは、患者さんに手を触れないどころではなく、コンピュータのデータばかり見て、顔すら見ないと言って嘆く患者さんが多いですよ。

◎医者の見解◎

「手を触れる」、「手をかざす」は医療の原点です。

Q35 なぜ英国は、スピリチュアル・ヒーリングに保険が利《き》くか

五木 「手技療法の力」の章でも、すこし触れましたが、英国は、スピリチュアル・ヒーリングの本場で、帯津さんは、そこに研修ツアーを組んでいらした経験があるそうですね。

帯津 一九九六年から、私が団長で、五年間つづけました。私の病院のスタッフも、必ず、一、二名連れていきました。それは、「医療者はすべからくヒーラーたれ！」というのが、私の持論だからです。

五木 医療者はヒーラーであると。それで、イギリスの療法というものは、時間がかぎられた研修旅行のようなもので、身につくものなんですか。

帯津 祈りと、手かざしという本質は、少なくとも身につきますねえ。祈りですから、相手は神でもいいと思うのですが、イギリスでは神という言葉は使わず、あくまでも宇宙の根源でとおしています。

五木　宗教ではない……という意識なんでしょうか。

帯津　ええ。「ソース」に祈ってエネルギーをもらうと考えていますね。それを自分が媒体になって、患者さんの体に流してあげる。患者さんは、静かに宇宙のエネルギーが体の奥に染《し》み込んでいくのを、イメージして受けるわけですね。

五木　ソースというのは、宇宙生命の源《みなもと》という意味なんですね。それは、なにか特別のテクニックがあるんですか。

帯津　イギリスのスピリチュアル・ヒーリングは、上手《じょうず》、下手《へた》はあるけれど、だれにでもできるものという考えなんです。ですから、一定のトレーニングを終えると、開業していいという認定書をくれるんです。

五木　ほう。どんなトレーニングをするのかな。ハリー・ポッターの魔法学校の授業みたいなものですか（笑）。

帯津　いえ、至極《しごく》地味なものなのです。祈りかた、手のかざしかた、またその順序。基本となる呼吸法などを、一定の順で習っていくのです。

五木　イギリスでは、ヒーラーでの治療にも、健康保険が使えるんだそうですね。

帯津　これがすごいんですね。健康保険が適用されることで、ヒーラーたちが、自分を非常に厳《きび》しく律するというか、いい加減なことを言わないですね。だから、一般市民の高い評価を受けるわけです。ちゃんとした人だから、ということになるんですね。これが素晴らしい。

五木 なるほど。健康保険医に値する治療家に成長していくわけですね。

帯津 中国とか日本では、ヒーラーと称する人たちがいっぱいいても、なかにはいい加減な者もかなりいるんですよ。だから、かえってよくないですね。

五木 日本のヒーラーには、もちろん国家試験なんかないですものね。

帯津 ないです。ヒーラーと名乗っているだけですね。

五木 ヒーラーのかたが、たとえば治療行為をすると、それは医師法違反かなにかになるんですか。

帯津 もちろんそうなんですけど、ただ、ヒーラーの場合、体に触《さわ》らなければいいわけですよ。

五木 ああ。でも、触ることは、ヒーラーの基本でしょう。

帯津 ええ。だから離れて、手かざしならいいわけですね。触ると医師法違反。

五木 なるほど。「治療」という言葉を使ってはいけないという話も聞きますが。

帯津　そうですね。そういうことを言わなきゃいいわけですね。

五木　「施術」というのはいいんですか。

帯津　まあ、「施術」がいいかどうかはわかりませんが、「治療」でなければいいんでしょうね。

五木　野口整体は、言葉に出しては「治療」とは言いませんね。

帯津　活源（運動）ですね。

五木　ただ、実際には、野口整体では触ることになるでしょう。触るというか、組んでね。お互いにやり合ったりするわけですから。

帯津　ヒーリングの場合、生業《なりわい》としているのでなければいいわけです。お互いにやっているんだからね。

五木　日本では、お金を取っちゃいけないんですか。ヒーラーは。

帯津　そういうことです。生業としたら、やっぱりまずいんです。

五木　なるほど。でも、イギリスのヒーラーたちは、一応、収入があるわけですね。

帯津　ええ。ちゃんとお金を取ります。これは、監督官庁がヒーラーとして許可証を出しますから、それを持っているかぎり、お金を取ってやっていいわけですよね。

五木　そうですか。そのような社会的保証があるから、ヒーラーは誇りをもって、自分の技を磨き、危うい世界には陥《おち》らないように、自己規制するんですね。レイキ（霊気）というヒーリングがありますけれど、あれは、日本ではじめられたとか。

帯津　そうです。臼井甕男《うすいみかお》さんという人がやって、日本では広まらなかったのが、欧米で盛んになって、逆輸入されたんですね。

五木　アメリカの病院では霊気療法《レイキ・ヒーリング》といって、レイキのヒーラーがいると新聞に書いてありましたけど、ほんとにそうなんですか。

帯津　いや、私は直接、目にしたことはないですけど、あり得ると思うんですよね。イギリスのセント・トーマス病院という、西洋医学の大本山みたいなところでも、じつは、ちゃんと必要に応じて、ヒーラーが治療をやっているんですよ。

五木　ほう。それはどういうことなんでしょうね。イギリスという国は、そもそも科学実証主義的な国ですけれど、心霊研究も盛んですね。

帯津　心霊研究王国といわれているそうですね。

五木　ええ。小説も、日本ではリアリズムの小説が有名ですが、じつは、怪奇幻想的なゴシック小説の王国でもあるんですね。

◎医者の見解◎

医療者は、すべからくヒーラーたれ！

Q36 「祈り」の力は通じるか

五木 治療法の源泉のひとつに、手かざしのほかにも、むかしから「祈り」という行為がありますね。どうですか、帯津さん。祈りにも、治療効果があるとお考えですか。

帯津 ええ。あるはずです。シャーマンは祈る力だけしか使えなかったけれども、そこに西洋医学の力が加わっても、祈りの大切さは、変わらないと思うんです。患者さんも祈る、医療者も祈る、祈りは大事だと思います。

五木 ひょっとしたら、祈ることが、自然治癒力を呼び覚ます力になるのかもしれない、と。

帯津 ええ。環境とか場の力をひき出すのかもしれませんね。

五木 親鸞《しんらん》の場合、祈るという姿勢は、自力《じりき》以外の大きなものに南無《ナーム》します、帰命《きみよう》しますと、そういう姿勢でした。それは大事だと思いますね。人間の、自然のいのちというものに南無します、というね。ある意味で、親鸞が九十歳まで生きたということは、祈りの力によっていたといえるのかもしれませんね。当時としては、すごい長命ですよ。粗食に堪《た》えてですね。

帯津　南無阿弥陀仏《なむあみだぶつ》だけで、ですか（笑）。

五木　その南無阿弥陀仏は、能登の年寄りなんかは、お茶を出しても、なんまんだぶ、なんまんだぶ、なんまんだぶ……ありがとうございます、ですからね。さようならでも、こんにちはでも「なんまんだぶ」と言うんですよ。

　南無阿弥陀仏という祈りは、法然《ほうねん》の時代には「お頼みします、お願いします、救ってください」という意味でしたけれども、親鸞では「おまかせします」になるんですね。もう全部、おまかせします、南無阿弥陀仏。

　蓮如《れんにょ》になるとどうかといえば、報恩感謝の念仏と言うんですね。もう救われることは約束されているのだから、なんでもいいから報恩感謝、ありがとうございますと言うんだよと。そう、お百姓さんたちに教えるわけですね。南無阿弥陀仏ってなんですか、いやそれは「ありがとうございます」ということなんだよと。

帯津　祈るだけで救われることがわかっているから、感謝だけすればいいというのは、自然治癒力の極致ですよ（笑）。

五木　ええ。仏様に感謝して、まわりのすべてにも感謝する、報恩感謝の念仏であると。こういうふうにいうから、ありがとうと言うときも、なんまんだぶ、なんまんだぶ、なんまんだぶ、なんですね。

最近は、「ありがとう」という言葉を一定回数唱えると奇跡が起きる、望んでいたことが実現する、病気が治る、すべて人生、思いどおりになるなどという、宇宙法則を説いている本がありますけれど（笑）。

帯津　まあ、この歳になると、愛とか感謝とか、なんだか面映《おもは》ゆいですねえ。穴があったら入りたいくらいですね。それに、長年医者をしていると、奇跡とも縁遠くなりますね。少なくとも医療の世界ではね。

五木　ただ、親鸞と浄土真宗《じょうどしんしゅう》は、他力《たりき》の念仏だから、なんまんだぶは、自分が言うんじゃない、口から出てくるんだと教えています。阿弥陀如来《あみだにょらい》が言わせる念仏なんだから、今日はこんなにたくさん、南無阿弥陀仏と言わせてもらった、ありがたい、なんまんだぶ、なんまんだぶ……。どこまで行っても、切りがないんですけど（笑）。

先ほどの自然治癒力というのも、自分が頑張れば出てくるというものじゃない、そう思わないといけませんね。自力ではなくて、他力というものを感じるときに、生まれ出てくるものなのかもしれません。

帯津　そうですね。

五木　すべて、自分の思いどおりになるというのは、良くないでしょう。思いどおりにならないからこそ、そこに祈りが生まれるのですから。

帯津　ほんとですね。

五木　アメリカのイメージ療法のなかには、ミサイルで自分のガンの細胞をいまやっつけている、撃滅している、ガン細胞が死んでいく、西部劇みたいにピストルで撃ちまくるイメージを持てと言われる療法があるらしいですけれども、それは、良くないのではないですか。そんな闘争的なイメージを持って祈るのであれば、ガン細胞のほうだって武装しかねない。

帯津　ほんとうですね。祈るということは、未知なる力に助けをかりることですから。

五木　テロリストを殺害して、除去するみたいな感じで祈れというのは、日本人の感覚には合いませんね。アメリカには、考えかたに、そういうところがあるんですね。善悪二つに分けて、悪人をやっつけるといいますか。

帯津　うちの患者さんでも、むかしは、いまおっしゃったサイモントンのイメージ療法は、やりにくいという人が多かったんですよ。しかし、いまはちがいます。サイモントンさんのイメージ療法も、年々進化しています。心強いですよ。

五木　神仏に、病気平癒《へいゆ》を一心不乱に祈っても、いつも百パーセントかなえられるとは限らない。だから、祈りの本質とは、やはり感謝だと思うんですね。

「……してください」「治してください」というものではなく、いま現在が、神々との調和のうちになされて、生かされているのだから、どんな状態であっても、いま、この状態をありがとうと感謝できることが、祈りであると。その祈りの思いが、神からの癒《いや》しを起こすのではないでしょうか。こういう考えかたは、消極的に聞こえるかもしれないけれど、私はいいなあと思いますね。

帯津　アメリカの代替《だいたい》療法のオピニオン・リーダーである、ラリー・ドッシーも言っていますよ。現世利益《りやく》を願う「祈り」ではダメだと。そして祈りに満ちた心が大事なのだと。いまの五木さんのおっしゃることと、同じですね。

◎医者の見解◎

祈りは医療の、そして養生《ようじょう》の基本です。心が変わると、体も変わります。

Q37 言霊《ことだま》のエネルギーとは

五木　最近、言霊《ことだま》という言葉が頻繁《ひんぱん》に登場するようになりました。ブームのような感じすらあります。いま話に出た「ありがとう」、感謝の気持ちと結びつきのある、言霊の法則のようなものがブームになっています。幸せをつかむには、前向きな言葉を使おう、「ありがとう」をくり返そう、そうすれば言霊の力で実現できるというのですが。

帯津　いまも言ったように、私は、感謝とか愛というのは苦手なんですね（笑）。やたらに言わないほうがいいと思っているんですね。自分の心のなかに秘めているほうが好きなんですよ。

五木　ええ。心から出たひと言のほうが、大事であって、回数の問題ではありませんかられ。むかしは念仏でも、何万回でも唱えるというのがあったんですが、それは口に出すことだけではないですからね。感謝、愛は秘めておいてもいいんです。

帯津　秘めておいたほうがいいですね。私の世代ですと、だいいち恥ずかしいですよ、声に出して言うのは。

五木　なかなか難しい。ところで、帯津さんは、白隠禅師《はくいんぜんじ》の「延命十句観音経《えんめいじっくかんのんぎょう》」を、毎朝唱えていらっしゃるそうですね。

帯津　ええ。あれは声に出して言いますね（笑）。はじめ私は、観音様に向かって声を出さずに暗誦《あんしょう》していたんです。そのことを鎌田茂雄《かまたしげお》先生に言ったら、「それじゃだめだよ、あんた。大声でやりなさい」と言うので、大声でやるようになったんです。言霊が邪気を払うというのですね。

五木　口称念仏《くしょう》というのはそうなので、声に出すんですね。音として、それを発するということが大事だという考えかたなんですね。

帯津　齋藤孝《さいとうたかし》さんが『声に出して読みたい日本語』（草思社）という本を書いたでしょう。だいぶ評判になったじゃないですか。

五木　ええ。すごい話題になりました。

帯津　でも、私は嫌だなあと思ったんですね。みんなが声に出して読んだら、世の中、うるさくてしょうがない（笑）。五木さん、いかがですか。もっと静かに読んだほうがいい場合もあるんじゃないですか。

五木　黙読の効用ということを書いた人がいました。本は黙って読むのが大事だと。いろいろあるわけですね。

私は、いまの音読ブームに水を差すわけじゃないけれども、小中学校では、いま朝の授業の十分前に、生徒たちに好きな本を読ませるそうですね。活字を読むとクラスがうまくいくと。けれども、それは活字信仰みたいなもので、はたして人格形成や心の成長に役立つかといえば、疑問ですね。この場合、黙読させているのでしょうが、本を読ませるよりも、好きなことを、勝手に喋《しゃべ》らせておいたほうが、人間の関係にとっていいんじゃないかと思いますけれどもね。活字には力がある、なんでもいいから読めと考えるのは、ちょっと誤った、日本人の言霊信仰のような気もします。

帯津　とはいっても、私は「延命十句観音経」を、毎朝、大声でやってますけどね（笑）。病院の自分の部屋に中国で買ってきた、安い真鍮《しんちゅう》の観音様があるんですよ、それに向かって「延命十句観音経」を唱える。そうすると、経の力によって周囲も心も体も浄《きよ》められ、エネルギーが漲《みなぎ》ってくるような気がするんです。

ホテルに泊まっているようなときは、上ってくる太陽に向かって唱えます。いまビルがたくさん建て込んでいて、上ってくるタイミングをはずしちゃうといけないので、タイミングをつかむのが、けっこう大変なんですけれどね。季節によって、上ってきたはずなのが、隠れちゃったりして（笑）。

五木　ええ。たしかに、声に出して言うというのが、大事だということも、ほんとうにあります。むかしは想念といって、心のなかで念仏を唱えて、まざまざと仏の姿を思い浮かべた。法然《ほうねん》は、心のなかで唱えるだけじゃなくて、口で声に出して言う、声に出すのはいいことなんだと言っています。

でも、これも百人百様。口に出して唱えてみて、気持ちが落ち着かなければやめればいいいし、また、その日によって変えてもいいと思うんですよ。

◎医者の見解◎

言霊《ことだま》の力は、間違いなくあります。でも、その効力は声の大きさではなく、祈りの深さによると思います。

Q38　癒《いや》し聖地を見つけるには

五木　いわゆるスピリチュアル医療の効用について、帯津さん、面白いことをおっしゃっていますね。自分の聖地（ホーリーランド）を見つけることが治療につながると。そのことは、じつは私にも思い当たることがあるんですよ。

帯津　そうです。いい場に身を置く。宮沢賢治《みやざわけんじ》が小岩井《こいわい》農場のなかで、そこへ行くとものすごくいい感じがする場所がある。ここは私の聖なる場所だ。ドイツ語で「der heilige Punkt」（デル・ハイリゲ・プンクト）だと言っていますね。

五木　なるほど。人には、それぞれの聖地があると。

帯津　そうだと思いますよ。私にとっては、モンゴルの草原は絶対的聖地なんです。行くたびに、もう気分がよくなっちゃうんです。ものすごくいい感じがするんです。自然（宇宙）と共鳴するというか。

五木　ああ。モンゴル。そこに行くと、寿命が延びるという感じですか。

帯津　二年に一回、行ってるんですけどね。寿命が延びるかどうかは、わからないですけれど、とにかく行くともう、ほんとに気分がよくなります。

五木　リフレッシュするような壮快感なんでしょうか。私が日本の百寺を歩いていたときにも、そういう感じを持ちましたね。その寺のその場所に立つと、なんかこう、びりびりする感じがするところがあるんですね。古いお寺が建っているところというのは、いろいろな意味で、聖地なんでしょうね。

帯津　もう一つ、私は、東京の谷中《やなか》あたりが好きなんですよ。あのあたりの居酒屋がいいんですね、お蕎麦《そば》屋さんとか。

五木　それはたぶん、いまどきの霊能者に訊《き》けば、前世があのへんのなんとかだったという、必ずその話になりますよ（笑）。

帯津　信州の伊那谷《いなだに》に住んでいらっしゃって、『求めない』（小学館）という本を書いた加島祥造《かしましょうぞう》さんと、私じつは、何回か対談したことがあるんです。加島さんが、あなたも伊那谷あたりに来て暮らすといいよ、と言うから、いや、私はお断りです、谷中あたりの居酒屋がいまだに好きだから、伊那谷の人里離れたところへ行くというのは、あんまり嬉《うれ》しくないですねと。私はまだ、それほど人間ができていないんです（笑）。

五木　いや私も、人生の最後には、やっぱり人のいるところへもどるというのがいいですね。「十牛《じゅうぎゅう》の図」というのがありますね。悟りを開いて、星と風と自然と一体化しているところから、市井《しせい》に下りて来て、市場のなかで徳利《とっくり》ぶら下げながら、ふらふらしているおっさんみたいなのが描かれていますが、それが、入䧟垂手《にってんすいしゅ》という最後の境地なんですね。そう考えると、帯津さんのいまの状況は、まさに入䧟垂手の自然体で、市井に入るという感じがしますね。

帯津　なんといっても、人のいるところがいいですね。

五木　やっぱり、人のいるところがいいですね。それはそうです。

帯津　大自然もいいけど、それだけじゃちょっと……。五木さんの聖地はどこですか。

五木　聖地とまではいきませんが、岐阜の永保寺に、夢窓国師《むそうこくし》が坐禅を組んだという岩がありましてね。そこの崖の上へ、ちょっとためしに坐《すわ》ってみたら、本当にびりびりときたんです。上から下からという感じでね。すごいところだなと思いましたね。そういう場所は、どこかに必ずあると。

帯津　そうですね。ふるさとみたいな、それこそ、前世が関係しているかもしれない。

五木　そういう場所は、一つということはないと思います。モンゴルの大草原なら、そこだけというものでもなく、ほかにも同じような気分になれる場所が、いくつかあると思いますね。
人間には海が好きなタイプと、山が好きなタイプとありますね。私はどちらかというと、山のほうですね。

帯津 貝原益軒《かいばらえきけん》でしたか、山のほうが長生きすると書いていますね。

五木 山人のほうが、しょっちゅう木を伐《き》ったり山のなかを歩いて、体を動かしているというじゃないですか。『養生訓《ようじょうくん》』には「魚や肉も少なく食べなくてはならない。山の奥底に住む人々が長生きなのは、そういったものが、なかなか手に入らないために、食べ過ぎることがないからである」とありますね。

帯津 ええ。山はたしかに「気」を感じるけど、海は、私、あんまり感じないんですね。世界一周のクルーザーに、ある期間、講演のために乗ったことがあるんです。毎日ずっと海を見てても、あんまり感じなかったですね（笑）。

五木 私もときどき、「にっぽん丸」という船に乗りますけれど、やっぱり山のほうが霊気を感じますね。

帯津 そういうことですね、きっとね。

五木　ところで、聖地というところが、人も動物も植物も、生きとし生けるものすべてを癒《いや》す「いやしろ地」だとすると、逆に、その土地に立つと、生気を奪われ、枯《か》れさせる気枯《けが》れ地（ケガレ地）というのもあるといいますね。

帯津　邪気が満ちているというふうには、私は考えたくないんです。正気が虚《きょ》していると考えるほうが、自然なような気がしますが、どうでしょう。

五木　なるほど。先日、知人が病院を変えたんですね。前の病院に通っていたときは、耳鳴りがしたり、つんのめったりしていたのが、新しいところでは治《なお》ったというんです。磁場みたいなものがあるのか、と訊かれたんですがね（笑）。

帯津　病院の場というのがあるんですね。エネルギーが低下しているところにいたら、だめです（笑）。

五木　ああ。病院の場というのは、土地のポテンシャルですか、それとも病院に働く人たちの意志とか思いとかをふくめた、後天的なものなのでしょうか。

帯津　両方でしょうね。しかし、働く人たちの意志とか思いのほうが、圧倒的に大きいのではないでしょうか。

五木　それは、なによりも怖いことですね（笑）。このあいだ、小塚原《こづかっぱら》という刑場の跡に行ったんです。その史跡掲示板を読んだら、「この地で処刑された人の数、二十数万」と書いてありました。すごい場所だなと思いましたね。そこに首切《くびきり》地蔵というのがあるんですが、夕日の中に逆光で立っていました。狭くて、いまは東武センタービルの陸橋の裏側なんですけれどもね。吉田松陰《よしだしょういん》もここで処刑されましたが、処刑総数二十数万人というのは、驚くべき数です。江戸時代も、ずいぶん殺したもんだと思いました。

帯津　この場所は、土地そのものに、なにか感じるものがありましたね。怨念《おんねん》が漂っているかもしれない。

五木　かつては、もっと荒涼として広がっていて、そこへ死体が投げ捨てられ、それを野犬が食うという、無残なありさまであったと思いますね。

史跡看板の説明書きに、そのこともちゃんと書いてあるんだけれど、そのへんにマンションとか、アパートがあるんですよ。よくまあ、あの掲示板を撤去してくれと言わないなと。

帯津　土地の記憶というのも、長く強く残りますからね。ドイツのバイロイト祝祭歌劇場も墓の上に建っていて、なにか感じるものがあるそうですよ（笑）。

五木　品川駅周辺は、いまや超高層ビルが建ち並ぶ超モダンなところに様変わりしてしまいましたが、そこにぽかっと谷間のような空間があるんです。先日訪ねてみたんですが、そこは屠場《とじょう》なんですね。品川宿《じゅく》は、むかしから品川の非人溜《だま》りといって、非人のための大きな診療所や刑務所の懲役《ちょうえき》人が働く場所があり、近くには遊廓《ゆうかく》があり、賭場《とば》がありという、悪所《あくしょ》といわれた場所なんです。いまは港南口といって、ＩＴの聖地のように、きらきらしているけれども。

たとえば病院を建てられるときには、そういう土地の歴史のようなことを、帯津さんは考えられましたか。

帯津　いえいえ。ほとんど考えなかったです（笑）。もともと田んぼだったところですから、それは、考えなかったですけどね。

五木　病院の場合、場のポテンシャルを上げようと思ったら、働く人の思いで変えていくことができますか。どんなに、曰《いわ》く因縁のある土地に建てられたところでも、そこでほんとうに人間を大切にし、生命を尊ぶ医療者が集まっていれば、その場のマイナスのエネルギーは、変えられるものですか。

帯津　ええ。そう思います。これは大事なことですよ。

◎医者の見解◎

人はだれもが、心の、そしていのちの聖地をもっています。

Q39 ネイティブ・アメリカン、ホピ族のご託宣《たくせん》

五木　帯津さんの交友の幅の広さは、並たいていのものではありませんね。ネイティブ・アメリカンのホピ族ともお付き合いがあるそうですね。

帯津　ええ。友人で、真氣光《しんきこう》を主宰していた、中川雅仁《なかがわまさと》さんに連れられて行ったのがはじまりですね。

五木　ホピ族って、地球の将来についての予言をもっている部族ですよね。そのホピ族のメッセンジャーを、帯津さんの病院に招いたことがあるんですって？

帯津　ええ。そのとき、患者さんを前に講演をしてもらったんですけれど、その話にはほんとうに驚き、共感しましたね。

　カーペンターさんという人でしたか、地球上の人間が全部、いまやっていることすべてをやめてしまおう。やめて、もう一度立ち止まって、それからなにをやるかを考える。そうしてみたらどうだろうと言ったんですよ。

五木　なにもかも、ともかくやめてしまおう、リセットしようと。

帯津　ええ。私は非常にびっくりしました。けれども、これはほんとうに、そうすべきことだと思ったんです。だから、その場にいた患者さんたちに言ったんです。カーペンターさんの言うとおり、みんなで、いまからすべてをやめようじゃないか。あなたがたは患者であることをやめて、家へ帰っちゃう（笑）。私は医者をやめる。病院もやめちゃうと。

五木　ほう。これは面白い。病人であることをやめろというのはね。患者さんの反応はどうでした。

帯津　それが、患者さんたちは、私がジョークを言っていると思って、ただワーッと笑っているんですよ。でも自分では、冗談のつもりで言ったとは思っていませんでした。

みんなと別れて、自分の部屋へ帰って、一人になると、「医者をやめると、食えなくなるなあ、病院をやめるというと、職員たちの再就職も考えなくちゃならないなあ」と、あれこれ考えたんです。で、次の日には、病院を閉じて、医者をやめるというのは、難しいという結論になったんですよ（笑）。

五木　それで、患者をやめた人はいたんですか。

帯津　それが週末に、みんないなくなっちゃったんです。外泊届《とどけ》がいっぱい出て、みんな家に帰っちゃったんです。かなり症状の重い人も家に帰って行きました。期間限定で、患者をやめたんですね。私は、みんな、いいことをしたなと思いました（笑）。

五木　それはいいことですね。患者さんというのは、朝起きてから夜寝るまで、眠っているあいだも患者ですから、いったん患者であることをやめなさい、とお医者さんから言われたら、嬉《うれ》しいですよ。それこそ、いのちのエネルギーがぐーっと高まる。

帯津　そうみたいですね。病気というしがらみを、断ち切るなにかがあればいいと思うんですね。病院があるから、病人が増える。だから、病院がなければ、かなりの病気は治っちゃうんじゃないかと、いまでも本気で思いますね。

◎医者の見解◎

患者をやめる。医者をやめる。病院もやめる。一度はやってみたいものです。

第七章

心身に快い療法を求めて

Q40　人間の快さは、どうすればわかるか

五木　現代人にとって不幸なことは、自分にとって、なにが快いのか、なにが気持ちが悪いのかの見極めができにくくなっていることだ。だから、自分の「快」の方向がわかり、それにそって生活していけば、すべてがうまくいく、不快な思いをしなくていい……ということを提唱しているのが、瓜生良介《うりうりょうすけ》さんの快療法ですね。

瓜生さんは、もともとアンダーグラウンドの演劇運動をしていた演劇人ですが、その演劇をとおして見つけたのが、「いのちの法則」だそうですね。それは、「体中のすべての細胞が欲している気持ちのいい方向に生活を変えていけば、生命の奥底の力が発揮されて、健康で幸せにイキイキワクワクと生きていける」（『いのちの法則　快療法』）というものですが、この考えかたは、私はいいと思いますが。

帯津　瓜生良介さんとは、古い付き合いです。快療法はひとつの思想ですね。私も、いいと思いますが、すべてをこれでまかなうというわけにはいきません。ただ、瓜生さん

は、西洋医学の必要な場合も、よく心得ているので安心ですね。

五木　快療法は、橋本敬三《はしもとけいぞう》医師が生み出した「操体法」の理論と重なりますね。体のゆがみや痛みは、自分の快に反する生活の結果ひき起こされたものだから、自分が気持ちよいように体を動かすと、取れていくという考えですが、これは、いままでの体操の考えかたを、百八十度転換させるものと思うのですが。

帯津　これも一つの思想ですね。橋本さんの、晩年の講義を仙台で聴きましたが、なかなか愛敬《あいきょう》のある方でした。

五木　瓜生さんが快療法の大きな柱に据《す》えているのが、前に話に出た飲尿《いんにょう》療法ですが、医学的に未知数だということなんですね。

帯津　まあ、喉にセンサーがあって、そこへ小便がぶつかるのがいいんだとか、いろいろ説はあるんですけれどね。

五木　小便というのは、要するに排泄《はいせつ》物でしょう。

帯津　排泄物ですね。

五木　汗やなにかといっしょのものですね。

帯津　ええ、そうですね。

五木 いわゆる老廃物なわけです。

帯津 老廃物ですね。

五木 呼吸でいうと、出す呼吸（呼気）ですよね。それをもう一ぺん飲む……。どうも、よくわからないんですね。

帯津 やはり、ホメオパシー的な意味もあると思うんですね。

五木 あるかもしれませんね。ひょっとしたら、その中にある、なにかの物質がよい効果を生むのかもしれません。飲む尿は、朝の一番尿でなければいけないらしいですね。そして自分のもので、他人のものを飲んでも効果がない。

帯津 そうですね。自分のものでないとだめですね。

五木 人の尿の中には、体の情報が全部はいっているといいますけれど、飲尿については、いまでも医学的にはなにも解明されていないんですか。

帯津 ええ。でもね、うちの患者さんなんかは、つねにだれかがやってますね（笑）。私に「やっていいか」と許可をもらいに来るわけですよ。「いいですよ、だってあれ、お金が全然かからないでしょう。どうぞやってくださいよ」と言っているんですけどね。

五木 飲尿療法は世界中に広まり、とくに医療制度の整っていない、貧しい国々で盛んだといわれていますね。

帯津　ああ、なるほどね。

五木　だから一方で、民間療法というのは、格差社会の中から広まってくるという現実があるんですね。近代医療が社会的に特権化してきて、治療費が高価になってくる。また技術が発達すれば発達するほど、病院は新しい機械を入れるのに投資しなければならない。それを回収するには、相当高価な医療費を取らなきゃいけないといいますね。そうなってくると、そこから見はなされた人びとが出てきて、その人びとの行き場所というのは、結局、民間療法になる。そういう構図が生じてきているような気もしますね。

帯津　健康保険制度にも、いろいろ問題がありますしね。

五木　瓜生さんは、飲尿法以外にも、両手の親指と人差し指を丸めて交差させる、病気検査もやっていますね。

帯津　大村恵昭《おおむらよしあき》先生のO《オー》リングテストですね。瓜生さんはそれを独自に発展させて、LETという方法でやっているようですが。

五木　Oリング理論は、診断法でしたね。

帯津　診断法ですね。キネシオロジーというんですけど。筋力と意識との関係でそういうことが出てくるんですね。私は、医療は直感が大事だと、はじめから思っていますから、Oリングテストで全部決めちゃうと、直感が育たないと思うんですね。私も大村さんの講義は二、三回受けたし、はじめは興味を持って行ったんですけど、やってみて、これで全部やっちゃうと直感が訓練できないと思ってやめたんです。

五木 ほんとうに、帯津さんは好奇心が旺盛《おうせい》ですね。ふつうの医学者だったら、頭から「なんだ、そんなもの」というものを、子供のような好奇心をもって、偏見なく見に行かれるところが、私がすごく尊敬するところでもあるんです。

帯津 いえいえ（笑）。

五木 民間療法の中には、なにがあるか、わからないですものね。

帯津 そうなんですね。

五木 すごい宝物があるかもしれない。

帯津 ほんとうにそうですね。バカにできないもの、いっぱいありますからね。

五木 ええ、バカにするというのは、よくないと思いますね。

帯津 そうです。

◎医者の見解◎

快く感ずる治療法は、その人にとって良い治療法です。

Q41　アロマテラピーの効果のほどは

五木　民間療法のなかで、とくに女性に人気のあるものとして、芳香療法やアロマテラピーなどがありますね。

帯津　私のところでは、アロマテラピーをかなり前からやっています。患者さんにとっては、こういう療法は気持ちがいいんですよ。オイルマッサージも併《あわ》せてやるんですけれどね。とくに最初、あまり動けない患者さんに人気が出たんです。動ける人は道場へ来て気功かなにかをやっていて、それがいいと感じているから、アロマテラピーのほうに来ないんですけど、動けなくて道場に行けないような人が、アロマテラピーに関心を強く持つわけですね。

これは気持ちがいいんです、ほんとに。だから好かれるんですね。うちの場合は予約制で、入院患者さんや外来患者さんで、いつも満員ですね。聞いてみると、やっぱり患者さんは気持ちがいいと。西洋医学は、気持ちのいいことって、あんまりないでしょう。

どこを見たって気持ちはよくない（笑）。

五木　そうです。「ああ、気持ちがいい」と、思わず声にもれる療法というものは、ほんとうに大事ですね。

帯津　それだけで、アロマテラピーの効用はありますよ。

五木　そういうことでしょうね。気持ちがいいときには、全身の細胞も活性化するわけですから。私も、夜お風呂に入ると「あーあ」とか、「ああー、気持ちがいい」とか言って（笑）、お湯につかるんですよ。

帯津　日本の習慣でいえば、柚子《ゆず》湯とか菖蒲《しょうぶ》湯とか、こういうものは一種のアロマテラピーといえますね。

五木　ああ。なるほど。

帯津　まあ、ハーブの効果でしょうか。どっちにしても、気持ちがいいですものね。

五木　帯津さんの病院には、アロマテラピー専用の部屋があるんですか。

帯津　ええ、部屋があります。私のところでアロマテラピーをはじめたのは、日本アロマテラピー協会（二〇〇五年から日本アロマ環境協会と改名）の幹部で、私と仲のいい林真一郎《はやししんいちろう》さんにすすめられてからなんです。むかし「帯津先生のところでやりません？」なんて聞かれて、気軽に「やってみようか」ということになったんですが、はじめたら患者さんの人気が高いものですから、いまだにつづいているんですね。林さんの会社のテラピストがやってくるんです。

五木　ほう。アロマテラピーも、個人個人、それぞれの人に合ったオイルを使うのですか。

帯津　ええ、エッセンシャル・オイルを選んでね。私は、そばについていたことがないから、詳しくはわかりませんけれど。ただ私自身も、ときどきやってもらうことがあるんです。ほんとに気持ちいいですもんね。たいてい眠っちゃうんですよ。眠って起きてね、これからやるのかなと思うと、もう終わりました、なんて言われて（笑）。

五木　おもに、どういう傾向のものにいいんですか。

帯津　うちの患者さんは、ほとんどガンの患者さんですから、その人たちにとって気持ちがいいということは、安保《あぼ》さんじゃないけれど、免疫力は、間違いなく上がりますよ。

五木　それは、間違いなく上がる。

帯津　なにか実感としてね。よくなるという感じがするんです、患者さんがね。だから、どの病気にはどのオイルというのじゃなくて、患者さんたちがそれぞれ、自分の心身の気持ちがよくなるものを求めてやっています。

五木　いくら進歩した電動椅子《いす》式マッサージ機でも、人間の手にはかなわないですからね。手で触《さわ》られているだけで、気持ちがいいものですよ。人間というのは。

帯津　私のところに、緩和《かんわ》ケアチームというのがあるんですね。従来の緩和ケアは、治療法が枯渇《こかつ》してしまったかたに、少しでも苦痛を取って、人間らしくというものだったんですけれど、私たちの緩和ケアは、希望を持つ、最後まで希望を捨てない、そのために代替《だいたい》療法を駆使する、という考えでやっています。そのなかでやっぱり、アロマテラピーは重要な位置を占めていますよね。みなさんに好かれていますね。

五木　アロマテラピーも、エビデンスとか、そういうものは、たしかめようがないんでしょうね。治療効果を測定するといっても、気持ちがいいというのは……。

帯津　そうなんですね。でも、アロマテラピーをやる人たち、とくに医学界のなかでやろうとする人たちは、エビデンスというか、リサーチをしっかりやろうとするんですよね。私は、必要ないといつも言っているんですが。温泉とかアロマテラピーというような療法は、気持ちがよくなり、心身が充実した状態で生活できるようになれば、それが効果の証明なんですね。

五木　私もそう思います。効能ぐらいでいいじゃないですか。エビデンスなどというと、なにか次元が低くなってしまうような気がします。植物や鉱物や手の力に秘められた、大自然の見えざるエネルギーというものは、近代科学や統計学の及ばないところにあるから魅力があるのに、その位置まで引きさげるのか、と失望してしまうんですね。いまは分子生物学とか、新しい学問を応用して、いろんな説明がなされるのかもしれませんが……。

帯津　香《かお》りの療法ということで、私、むかし日本の香道《こうどう》の先生のところへ呼ばれて行って、何人かで経験してみたんですね。ただ香道は、やっぱり道ですからね。香を追究するわけですね。襟《えり》を正して。私は正坐がだめでね。もうとにかくきつかったです（笑）。立てなくなっちゃいましたよ。一回でやめました。

五木　快を求めて苦を堪《た》え忍ぶでは、療法としてはちょっとね。気持ちよくないですね。

帯津　ええ。そうなんですよね。

五木　正坐というのも、苦痛の中に喜びを求めるようなところがありますからね（笑）。ただ最近は、裏千家なんかでは、椅子に坐《すわ》るとか、あぐらをかくとか、正坐でないお茶もやっているみたいですね。

◎医者の見解◎

アロマテラピーは理屈ではありません。とくに、緩和ケアには欠かせない方法です。

Q42 音楽療法をなぜ取り入れるのか

五木 緩和《かんわ》ケアということでいえば、このごろ歌療法とか音楽療法とかいうものが、盛んになっているようですね。たしか帯津さんのところでも、取り入れていらっしゃいますね。

帯津 ええ。私の病院では、音楽療法はけっこうやっているんです。音楽療法というのはいろんな流儀があって、たとえば、こういう病気にはモーツァルトとか、こういうのにはバッハなんていうのもあるけれど、うちのは、なんでも好きなものを、ただ歌うんですよ。みんなで患者さんといっしょに。これもやっぱり、気分がよくなるんですね。

心理療法士で歌の得意なのがいるんですけどね。年齢ということもありますが、むかしの流行歌が多いんです。

五木 それは、そうでしょう。日本人なのだから。

帯津 そういえば、五木さんの「ラジオ深夜便」をときどき聴いてますけど、この前、私、「五木さんではないけれど」とことわって、「音痴の歌語り」というのを、ある雑誌に書きました（笑）。

五木　音楽療法のイメージというと、ときどき高齢者たちを集めてタンバリンを持たせて、みんなで「春の小川」とか、文部省唱歌を歌わせる風景があります。でも私は、どうも好きになれないんですよ。だれにだって、ちゃんとその人なりの、懐かしい恋の歌があったり、酒の歌があったりと、人生と深くかかわった歌が、いっぱいあるだろうに、なんで文部省唱歌なんだろうかと。童謡さえ歌えば、懐かしいというふうに決めこんでいるのは、ちょっと想像力に欠けていると思うんですね。

帯津　そうですね。

五木　高齢者を、子供と同じように扱うのは、なにかが間違っていると思いますね。

帯津　ほんとですね。五木さんは「想い出療法」というのを提唱されているとか……。

五木　いや、勝手に「回想療法」とか言っているんですよ（笑）。そうしたら最近、認知症の患者さんたちの予防にと言われまして、なんだか面映《おもは》ゆいんですが。

私の考えというのは、いまの老人たちは、むかしのことを話す機会があまりないでしょう。孫とか子供たちがまわりにいないですからね。いたとしても、たまに話すと「このあいだ聞いたよ」とか、うるさそうに言われてしまう。そうすると、だんだん自己表現の場が失われて、外向きの精神的エネルギーのようなものが抑え込まれてしまう。内向的になってしまうんですね。外の世界との関係性が希薄になって、単純な日常行動の中に埋没してしまう。これまでの自分の人生の流れ、意識の流れのようなものが断絶されてしまうんですね。

帯津　諦念《ていねん》にとらわれてしまう。

五木　でも、むかしのことを、何度もくり返して話していると、いつも、そのころの記憶が明快に息づいているから、あ、忘れかけていたけど、あのときはこうだったって、いつまでも外向きの精神的エネルギーが失われない。そうすると、ずるずると心の連鎖反応を起こすみたいに活力が溢《あふ》れてくるんではないかと。歌はそのスイッチになるんだと、まあ、そんなことを考えているんです。

帯津　いいですね。

五木　いま、メンタル・トレーニングとか、脳トレとかでコンピュータを使って数学的なことをやりますよね。ああいう機械的なことよりは、想い出をいっぱい語ったり、むかしの歌を歌ったりするほうが効果があるんじゃないかなと、そんな気がしているんですよ。歌を歌うというのは、吐く息ですから、長く伸ばして歌えば、否応《いやおう》なしに腹式呼吸にならざるを得ない。そういう良さもあると思うんです。

帯津　ええ。そういう、自然気功のような効用があるのもいいですね。

五木　イタリアのどこかに、元オペラ歌手だけを集める養老院のようなところがあるんですね。元テナーとかソプラノ歌手とか、全員、歌い手さんが暮らしていて、みんな高齢ですが、元気に歌ってましたね。オペラ関係の組織が運営している施設なんですが。

帯津　何歳ぐらいのかたが多いんですか。

五木　さあ、七十歳以上なんでしょうか。八十、九十歳というかたもいたように思います。歌い手というのは、本来、長寿のかたが多いんですね。

◎医者の見解◎

音楽療法は想い出療法。良い想い出は免疫力を高めます。

Q43 温熱療法の素晴らしさとは

五木 温熱療法というものがありますね。よくいわれる効用は、血流を良くすることが病気の予防にも、治療にもなるというものです。私もそう実感していますが、手近な温熱療法の一つは、お風呂でしょうか。

ただ、ヨーロッパのフランスあたりでは、お風呂に入るというのは最近になってからのことですね。代わりに香水というものがある。フランスの小説を読んでいると、三日シャワーを浴びないと強烈な異臭がするなんて表現が、しょっちゅう出てきますね。耐えがたいほどの臭《にお》いで、彼が部屋に入ってきただけで、みんながいやーな顔をするとかね（笑）。風呂へ三日入らないと異臭が気になるから、香水が発達したなんていう説もありますね。

帯津 日本では、ちょっと考えにくいですね。

五木 ヨーロッパでは、だいたい、お風呂に「入る」という発想がないようですね。あれは、体をちょっとゆすぐための道具だと考えているふしがある。「ああ、いい気持ちだな」とか言って、額にタオルのせて、浪花節《なにわぶし》かなにか唸《うな》っているというのと、全然ちがうでしょう（笑）。

私の家の風呂は、まだガスの湯沸かし器が横に付いている、四角い湯船なんですよ。古いマンションですから。蓋《ふた》を半分だけ開けて、むこうから湯気が抜けるようにして、手前の方に幅二十センチぐらいの蓋をのせる。ミカンかなんか三つ四つ湯船に放り込んで、湯につかりながら本を読むんです。これが、私の風呂の入りかた。場合によっては、三十分も一時間も風呂のなかで本を読む。温ミカンを食べながらね（笑）。そういうことはやらないんですね、西洋人たちは。まあ最近でこそ、ジャグジーとかいってつかってますけど、湯につかるという習慣があんまりないみたいですね。

帯津　ドイツとか、オーストリアとか、スイスとか、寒いほうには温泉がありますね。

五木　ありますね。スイスにはバーデンとか……あれは温浴療法ですか。温泉水を飲むことが多いようですね。

帯津　そうですね。それとお酒を飲みに行くんですよ（笑）。

五木　そういえば、ギャンブルの場所としても有名ですね。ドストエフスキイが入り浸《びた》って『賭博者』という小説を書いたのも温泉でしたね。ロンドンの郊外に、バースというところがありますでしょう。

帯津　ええ、バース。

五木　あそこは、大きなバス、風呂なんですよね。

帯津　ローマ人がつくったんですね。

五木　ローマ人は、古代から、湯につかるということをやっていたんですね。

帯津　ローマ風呂というくらい、盛んでしたね。

五木　その入りかたはともかく、人間はむかしから、風呂とか温泉と付き合ってきたわけですが、温浴療法とか、温泉水を飲む療法というのは、医学的にどれくらい効果があるんだろうかと、ときどき考え込んでしまうんです。温泉の脱衣場のところに効能書きが出ているじゃありませんか。細かく分析して、ゲルマニウムがなんだとか、硫黄《いおう》がどうとか書いてありますね。むかしは湯治《とうじ》といいました。湯で治す……。

帯津　ええ、そうですね。あれもやっぱり、ゆっくりリラックスできることのほうが、大きいんだろうと思うんですね。成分とかいうよりもね。

五木　ああ。そういうことなんでしょうね。日ごろ、家事とか労働に追われているお百姓さんたちが、湯治に行って、のんびりとすごす。そういうことは、ずいぶんいいんだろうなと思いますね。温泉そのものの効果は、どうなのかわかりませんが。

いまガン患者のかたがいっぱい集まる、秋田県の玉川温泉もものすごく人気ですね。

帯津　それに加えて、福島県の、三春《みはる》温泉というのが、また出てきましたね。

五木　玄侑宗久《げんゆうそうきゅう》さんの小説に出てくるところで、いま三春は、ちょっとしたスピリチュアル・スポットになっているらしい。

帯津　ただ、玉川温泉のほうは歴史も古いし、兄貴分ですね。あちらに行くのは遠くて大変だという人が、三春に行きだしたのだろうと思います。

五木　帯津さんは、温泉にガンの抑制効果があると思いますか。

帯津　さっきも言いましたが、いちばんの効用は、私はやっぱり、リラックス効果だと思いますね。

五木　つまり、リラックスがプラスに働くことは間違いない。

帯津　ええ。

五木　ああ。リラックスは免疫力を高める。万病のもとは、免疫力低下だから、リラックス効果のある湯治はプラスに働くと。最近では温泉水を飲むという方法も、流行《はや》っているようですね。ヨーロッパの影響かもしれませんが、私はちょっと疑問に思っているんですけれどもね。

帯津　ええ、私もそう思います。免疫力低下を食い止める程度、と考えたほうがいいでしょうね。

五木　いま「ガン＝ストレス」説というのが高まっているけれども、私は、それもちょっと疑問を持っているんです。前に、あるスポーツをやったとき、リラックスのしすぎよりは、やや緊張感をもってやったほうがましだ、というスポーツ解説書があったんです。つまり、リラックスのしすぎでゆるゆるになっているよりは、硬くなっているぐらいのほうが、まだうまくいくというんですね。

帯津　そうですか。

五木　人間はリラックスしすぎると、これもよくないという。要はものごとは、なんでも加減があって、過ぎるのはよくないということなんですね。

帯津　そうですね。

五木　毎日風呂に入って、毎日ごろごろしていて、体にいいかといえば、そんなわけはないですから。

帯津　それはそうですね。

五木　適度な緊張感とか、義務感とか、さあやらなければという気力とか、そういうのが必要ですね。

帯津　ええ、必要ですよ。

五木　最近は「副交感神経＝善玉、交感神経＝悪玉」説という感じになっているでしょう。

帯津　ええ。

五木　でも、交感神経がピシッとしてないと、だめですよね。

帯津　そう。ほんとですよ。

五木　それから、血圧は低いほうがいいという説もあるけれど、ある程度、血圧を上げないと、やる気が起きないですね。

帯津　ええ、ええ。

五木　だから、上がったり下がったり。昼と夜と差があるように、緊張感を解放するからリラックスなんで、弛《ゆる》みっぱなしだったら、リラックスの効果はないと思うんですね。

帯津　そうですね。

五木　もちろん、緊張がつづくというのはよくないけれども。

帯津　汗流して、苦労したあとのリラックスが、いいわけですね。

五木　そうだと思いますね。だから、副交感神経のみが優遇されているのは、ちょっと疑問を持っているんです。NHKのテレビ番組に「ためしてガッテン」というのがあるでしょう。見ていると簡単に、これはいいとか悪いという。どうも気になるんですね。ほんとは、もっと複雑だと思うんだけれど、ガッテンしました、ガッテン、ガッテンでしょう（笑）。

帯津　ええ。

五木　私は、自分が気持ちいいものですから、お風呂に長くいて、あがるときは冷たい水をかけるのが好きですね。それは心臓に負担がかかるから、良くないんじゃないか、という人がいたんだけれども、どうなんでしょう。西式健康法は温冷浴ですね。

帯津　そうそう。ヒヤッとして、心臓にくるということはあると思うんです。だけど、それは瞬間的な負荷《ふか》だと思えばいいでしょう。

五木　水風呂のとき、私は、足とか手の先から、順番にかけていきます。最初は一瞬ちょっと血圧が上がって、それから下がって、低血圧になるんでしょうね。低血圧になると、お風呂で立ちくらみみたいな形で倒れる人が多いというけれど、水をかけると、あんまり血圧が下がらないんですよ。

ただ、低血圧の人のお風呂の事故は、バカにできないですね。滑ったり、倒れたりして、風呂で亡くなる人の数は、交通事故の一・五倍から二倍ぐらいあるそうです。びっくりしました。交通事故死は、いま年間八千人を切っているぐらいですからね。お風呂の正しい入りかたというのも、一概にはいえないけれど、自分の体とよく相談しながら入ったほうがいいんですね。

帯津　そうですね。私は長く湯船につかっていられないので、カラスの行水《ぎょうずい》ですが。

五木　お風呂に肩まで入るなというのは、心臓のことを言ってるんですか。

帯津　そうですね。

五木　半身浴がいいと言いますでしょう。

帯津　半身浴して、一部温《あたた》めて、血液の循環をよくすればそれでいいので、肩まで入ると血管が拡張して血圧が下がったり、心臓に行く血液が減ったりということがあると思うんですね。それを言うのだろうと思います。

◎医者の見解◎

入浴は、もっとも簡単な癒《いや》しの方法です。

Q44　呼吸法で得る、神秘的一体感

五木　気功の一つである呼吸法は、大ブームになりそうで、なかなかならないんですね。中くらいのブームで、ずっとつづいてますけれども、ちょっと私は、不思議な気がしているんです。なんでだろうと……。

帯津　そうですね。

五木　むかしの岡田式静坐《せいざ》法みたいに、インテリや小説家、芸術家が、こぞって傾倒するような、カリスマ的な呼吸法の指導者が、いま出てこないですね。

帯津　たしかに、岡田虎二郎《おかだとらじろう》さんにはカリスマ性がありましたね。お会いしたことがないから、なんともいえないけど、きっとそうだろうと思いますね。岡田式静坐法については、ヨガの佐保田鶴治《さほだかくじ》さんというかたが、なにか書かれていたように記憶しています。岡田さんほどの素晴らしい人間に会ったことがないと。そういう魅力のある人だったんでしょうね。ただ、四十八、九歳で死んだものだから、お弟子さんが育たなかったというのが、残念ですね。

五木　相馬黒光《そうまこっこう》という、中村屋の創立者の奥さんだった人がいましたね。文化人としても活躍して、ゴーゴリの「どん底」を上演したり、当時大変な有名人でした。その黒光さんが、岡田式静坐法の大ファンだったんですね。ずっとかよっていたんですけれど、ある朝、彼の訃報《ふほう》を聞いて、がっかりして、突然やめてしまったと、自分で書かれていました。健康法の指導者が、若死にしたということが、ショックだったようなんです。

帯津　そうでしょうね。

五木　帯津さんは、呼吸法の調和道《ちょうわどう》も修得されていますね。

帯津　私、藤田霊斎《ふじたれいさい》先生の調和道（丹田《たんでん》呼吸法）の会長を、このあいだ辞《や》めたんです。ずっと十何年もやっていたんですけれどね。

私、呼吸法はスピリチュアルなものだろうと、はじめから思っているわけです。虚空《こくう》との交流であると。私の前の会長である村木弘昌《むらきひろまさ》先生が、この呼吸法に、現代医学の光をあてました。その功績は、大きいものがあります。ただそうすると、横隔膜《おうかくまく》だとか腹筋だとか、体のことを強調しすぎてしまうんですね。それも必要だけれど、呼吸法はもっと、本来はスピリチュアルな養生法《ようじょう》だろうと思うので、その考えかたの路線のちがいがあったので辞めました。

五木　天地自然の呼吸。たとえば風とか水とかをひっくるめて、宇宙自然は呼吸している。その呼吸と自分の呼吸をシンクロさせる。そういう考えかたが、呼吸法の根本にならなければいけないと、私も思うんですね。

帯津　そうですね。

五木　ブッダも、心の問題として呼吸法を推進していますね。

帯津　ええ。

五木　呼吸に意識を集中して、喜びながら呼吸する、自分の体が喜んでいるという意識ですね。呼吸法は、たんなるスポーツ・トレーニングとはちがうと私は考えています。

帯津　そうなんです。

五木　そういう意味で、呼吸法は、ある程度スピリチュアルなものに身をゆだねるところに、効用がありますね。

帯津　ええ。

五木　天地自然との合一とか、潮の満ち引きとか、いろいろあるではありませんか。満月の夜にしか、なぜか珊瑚《さんご》は産卵しないとか。

帯津　ええ。村木先生も、非常にいいところを押さえているんです。癒《いや》しということを、非常によく理解していたし、ガンの治療は、体だけ診《み》ていたんじゃだめなんだ、心にも目を向けろと、古くから言っているんですね。もっともっと尊敬すべき先生なんですけれども。もうずいぶん前に、お亡くなりになりましたが、生きていらっしゃるときは、現代医学の光を当てすぎて、スピリチュアルなところを奪ってしまったようにしか思えなかったものだから、あんまり尊敬できなかったんです。若気《わかげ》のいたりです。

五木　なるほど。

帯津　いま、本を読んでみると、そのへんのところを、ちゃんと押さえているんですね。ほんとに申し訳ないことをしたと思っていますけれど。村木先生という人は、呼吸法ざんまいというか、呼吸法のことしか喋《しゃべ》らないかたでした。お酒を飲んでいても呼吸法。とにかく徹底していました。

五木　ほう。

帯津　村木先生が会長のとき、呼吸法の実習が終わると、「帯津くん、飲んで帰りましょう」と言うんですよ。私、いつも付き合いましてね。居酒屋へ行って飲むんです。飲みながら、ずっと呼吸法の話をする（笑）。これに閉口《へいこう》するんですね。あっちで長嶋ジャイアンツやっていると、テレビのほうを見たくてしようがないのに、ずっと呼吸法研究をやられて（笑）。

帰りは、村木先生はその居酒屋から、家まで歩いていくんですね。私は駒込病院にいるころですから、病院に一回帰ろうと思って、いつもタクシーをひろう。村木先生は先を歩いている。すると、タクシーに乗って村木先生を後ろから追い抜く形になるんですけれど、その歩きかたが呼吸法なんです（笑）。もう徹底してましたね。三呼一吸《さんこいつきゅう》といって、吸って、吐いて吐いて吐いて、また吸って、吐いて吐いて吐いて、そのリズムで歩いているんです。一回吸って、ハッハッハッハッて歩くんですよね。吸ってまた、ハッハッハッハッって、これなんですよね。感心しました。

五木　ああ。それでお元気だったんですか。

帯津　村木先生は、七十九歳で亡くなられました。それも、私が村木先生のあとの会長役をするようにと、先生から頼まれた後なんですね。あなたが会長にならないと、私は退《ひ》かないというものですから……。そのころ村木先生は、他人《ひと》の靴を、自分のものと思い込んではいて帰ってしまうような衰えが見られたので、まわりの人が危機感を持って、村木先生を名誉会長に棚上《たなあ》げして、新しい会長をというので、私に白羽《しらは》の矢が立ったんです。私は病院があるので、そんな暇《ひま》がないからと断ったんですけれど、村木先生、どうしてもあんたでないと譲《ゆず》らないとおっしゃられて、それでひき受けたんですね。村木先生は、そのあと二年ぐらいして、休んでいるうちに亡くなったんですね。朝、奥さんが起こしに行ったら、亡くなっていたそうです。

五木 それは、大往生ですね。

帯津 そうなんですね。呼吸法ざんまいで、パッと亡くなられたんですからね、幸せだと思うんですね。

五木 いや、それは立派なものだと思います。

帯津 ところがやっぱり、呼吸法の総師《そうすい》だから、もう少し長く生きてもよかったんじゃないか、と言う人もいるんですね。

五木 そう言う人は、必ず出てきますね。

帯津 ほんとうに。

五木 藤田霊斎先生というのは、どういう立場のかたなんですか。

帯津 あのかたは、真言宗智山派《しんごんしゅうちざんは》のお坊さんなんです。藤田霊斎先生が付人《つきびと》みたいにしていたお師匠さんが、大変な大酒飲みのお坊さんで、いっしょに飲んでいて、体をこわすんですね。白隠《はくいん》さんの『夜船閑話《やせんかんな》』を読んで、内観《ないかん》の法をやりだすんですけれども、それだけでは飽き足りなくて、自分でアレンジして、調和道丹田呼吸法をつくったんですね。非常に厳《きび》しい人だったらしいですね。もちろん、私はお会いしたことないんですけど、昭和三十二（一九五七）年にハワイで亡くなりました。九十歳でしたけれども。

五木　ほう。それもまた立派ですね。呼吸というのは、五分止めれば人間死にいたるという、生きている上の基本のようなものです。その大事な呼吸も、「呼吸法」となると地味なものですが、もっともっと大切に考えたほうがよさそうですね。

◎医者の見解◎

呼吸法の真価は、スピリチュアリティにあり、です。

第八章

百人百療法の素晴らしさ

Q45 瀉血《しゃけつ》療法は体によいか

五木 十九世紀半《なか》ばごろまで、欧米では、病《やまい》は体に滞《とどこお》っている血を抜くことによって治《なお》ると考え、瀉血《しゃけつ》一辺倒の療法時代がありましたね。先にホメオパシーのハーネマンの話が出ましたが、同じころ今日の西洋医学の礎《いしずえ》をきずいた人びとは、こういう荒っぽい治療法に熱中していて、「英雄医学」の時代などと呼ばれることもあります。ハーネマンの反面教師になったカレンの弟子筋で、アメリカ人医師のラッシュという人は、「瀉血以外の治療をするなら死んだほうがましだ」というくらい血液一元論者だったそうですね（笑）。

帯津 ええ。

五木 ハーネマンは、そういう療法を批判して、薬を用いて、いわば内側から治してゆく治療法の研究に没頭したわけですね。その薬がレメディというものだった。

帯津 そうです。

五木　レメディが、いったんヨーロッパ医学界を席捲《せっけん》するのは、当時ヨーロッパに猛威《もうい》をふるったチフスやコレラの治療薬として、画期的成果をあげたことによってですが、一方でまた、それが当時の薬剤師からたいへんな嫉妬《しっと》をかい、薬剤師組合のようなところから調剤を禁じられ、結局、彼はドイツを追われ、パリに移住しそこで没したわけです。つまり、そうすると、はじめはホメオパシーのほうが、いわゆる西洋医学系より、治療法としてははるかに近代的だったということになりますね。

帯津　そういうことです。

五木　それが今日、民間療法として、端のほうに追いやられているわけですね。

帯津　ええ。

五木　ところが、最近になって、いままでの西洋医学では治せない病が、無数にあることに出会う。そして西洋医学が追いやってしまった民間療法のなかに、そういう病の療法がいっぱいあることに気づきはじめた。それが、現代医学の現状ではないかと思っているんですよ。

帯津　おっしゃるとおりだと思います。

五木　私がいま、民間療法発見の時代になったというのは、そういうことでもあるんです。
ただ一方で、こんどは民間療法のなかから、少し方法を変えて、西洋医学の原点ともいうべき瀉血のような療法が、一部でもてはやされるようになってますね。血液を体外に出して、なにかを足して、またもどすという。横浜で一時期やっている人がいて、そこへ行く人も多いと聞きました。ただ、料金がけっこう高いそうですね（笑）。これは瀉血ではないんですか。

帯津 瀉血とは少しちがいますが、私、ドイツに行ったときに体験したことがあります。

五木 ほう。

帯津 静脈から血液を抜いてオゾン（O_3）にとおして、また静脈に還《かえ》すという、オゾン療法というのをやっている先生がいました。その先生に、私は耳鳴りが治らないと言ったら、おれのところへくれば治してやるというので、行ったんですよ。言葉もあまり通じないせいもあるけど、なにをするのかと思ったら、いきなり血をワーッと抜かれて、オゾンにとおして、また還してくるんです。

五木 ぜんぶ抜かれちゃったんですか。

帯津 ぜんぶじゃないです（笑）。二百 cc ぐらい。その血液をもどして、治ったか？

と聞くから、治らないと言ったら、そうかと、がっかりしたような顔をして（笑）。

五木　作家の半村良《はんむらりょう》さんが、蛭《ヒル》を肩にのせて血を吸わせる療法をしきりにやってましたね。

帯津　あれは一種の瀉血ですね。

五木　瀉血理論というのは、いまも通用するものなんですか。

帯津　いま日本では、慢性肝炎に瀉血が有効だというので、現実にやっているところがありますね。元来、二、三百年前の、西洋医学がまだ揺籃期《ようらんき》の治療法ですが、考えてみると、いま流行《はや》りのデトックスに近いものがあります。

五木　デトックスですね。

帯津　要するに、廃棄物を捨てると。

五木　悪い血を取るという。

帯津　考えかたとしては、悪くはないんですけれどね。アメリカ初代大統領のワシントンは、瀉血で死んだというもっぱらの話があります。血液の足りない人から一度に大量に抜いたら、それは体に悪いですよ。そういう野蛮な時代を経て、西洋医学もまともになってきたんですね。いま、そういう療法は廃《すた》れていますけれど、なかには理論的に有効性のあるものもあって、細々とやられているということでしょうか。

◎医者の見解◎

瀉血は、エントロピー減少のための方法ですから、理には適《かな》っています。しかし循環器系に多大な影響を及ぼすので、西洋医学の知識を十分に持っている人にやってもらうべきでしょう。

Q46　民間療法は、百人百様だから素晴らしい

五木　これまで、いろいろお話をしてきましたが、医療というものは、普遍的であるようで、じつは治療という場面では、百人百様ということが言えるように思うんです。

帯津　ええ、百人百様ですね。

五木　西洋医学は、百人一様という科学体系で一貫し、その普遍性によって成果をあげているんですが、治療の現場ではいろいろな壁にぶつかっています。一方、民間療法は、その隙間《すきま》をうめるように、個別の療法で力を発揮しているわけですが、これだけ大きな勢力になってくると、これまでのように、ばらばらでやっていればいいかというと、当然そんなはずがないですね。

なにか共通した体系的診断法とか治療法を確立した上で、応用編といいますか、そういう高いレベルで百人百様ということが必要だと思います。

医療にかぎらず、たとえば気功とか、乗馬とか、なんでもいいんですが、一家を成し

ている人は、自分のやりかたというものがありますね。それを人に指導するとき、場面によっては、少しでも自分とちがってはいけないという教えかたがありますね。

帯津　ありますね。

五木　先日、民謡教室をのぞいたときに、ちょうど節まわしの練習をしていたんですね。「江差追分《えさしおいわけ》」という民謡だったんですけれどね。節まわしというのは、譜面にはとくに記されてはいないんですけど、ここはワンコーラス何分何秒で歌って、ここで息継ぎを十五秒とか、そういうものがあるんですね。それがちょっとでも狂うと、先生が警策《けいさく》じゃないけど、何かでぴしっと机を打つ。そういう教えかたでした。

北海道で開かれる、「江差追分」の大会には、全国からたくさん人が集まってくるんですね。三カ月くらい前から、北海道の港町に来ている人もいるんですよ。大会のための練習を潮風に向かって、声を嗄《か》らすというか、しわがれ声にするために来ているんですね。ブラジルからもモンゴルからも、「江差追分」を歌いに来る。それで、大会当日は、観衆がみな、息を詰めて聴いているんです。最初にだれかが歌いますね。一カ所はずすと、みんながやがや、タバコをふかしたり、もう聴かない（笑）。

帯津　そうですか。へえ。

五木　それくらい厳《きび》しい。

帯津　厳しいですね。

五木　歌っている人は真っ青になる。そういうものもあるし、また逆に、「津軽《つがる》じょんがら節」とか「津軽よされ節」という民謡は即興が大事だといわれているんですね。「最初に客をどってんさせねばまいね」といって、最初の一声で、おっ！　と、お客さんを驚かせなきゃいけないと。

帯津　なるほど。

五木　教わったとおりをやっているんじゃだめだと。「津軽じょんがら節」は、むかしは弘前《ひろさき》公園の花見のときなんかに、じょんがらの歌い手とか津軽三味線の人たちが軒《のき》をつらねて、客を取りっこしたらしいんです。そういうところで、同じものを歌っているんじゃ商売にならない。個性的に、おー、あいつは変わってるねと、人が寄ってくるように歌わなきゃいけない。だから「津軽じょんがら節」は、即興が大事だと言われるんですね。

帯津　ええ。

五木　それで、弘前出身の作家、長部日出雄《おさべひでお》さんに、「私は『津軽じょんがら』のほうが面白いね。『江差追分』みたいにきちきちに固めていたんじゃ、歌っているほうも窮《きゅう》屈《くつ》だろうに」と言ったら、「そうも思えるけど、じゃ十六歳の人が『江差追分』を教本どおりに歌ったのと、七十のおじいちゃんが歌ったのと、同じに聴こえますか」と言うんですね。「いや、それは同じには聴こえない」と私が応《こた》えると、「そっちのほうが、私は上のような気もする」と長部さんが言ったんです。同じことを、そのとおり正確にやっても、その人の体質とか体型とか年代によって、ちがいが出てきますよね。そのちがいが、ほんとうの個性というものなので、最初から個性を売り物にするよりは、おのずとにじみ出る個性のほうが大事なんじゃないかと。

帯津　なるほど。

五木　気功でも、たとえば帯津さんが指導して、こうやりなさい、ああやりなさいと教えますよね。でも、一人ひとり出てくるものはちがうでしょう。

帯津　ちがいますね。

五木　それを強制せず、にじみ出てくるものと、間違ったやりかたとを区別して指導するのは大変ですよね。

帯津　そうなんですね。太極拳なんかも、顔前に伸ばした手で、さっと相手の攻撃を流す。また、利《き》き手の甲を相手に向ける。そのときの手の向きが生きないとだめなんです。ところが、いくら言っても、相変わらず手の甲を、自分に向けたままなんですね。これでは、いくら練習してもなんにもならない。それは言葉で教えても、なかなかわからないですね。だんだん動きのなかで、体が気がついてくるんだと思うんです。言われても、すぐに、それをしっかりと行為にあらわせないんですよね。だけど、それでいいと思っているんですよ、私は。

五木　たとえば、利き腕がちがったりしますよね。

帯津　そうですね。

五木　目も、なにか利き目ってあるでしょう。

帯津　ええ、ありますね。

五木　正しい基本は教えなきゃいけないけど、百人が百人まったく同じことをやっているんじゃ、ロボットですよ。個性がまったくない。養生《ようじょう》にも、その人によって個性が出てきますね。そういうことを汲《く》み上げた教えかたが、必要だと思うんです。

帯津　そうですね。太極拳でも、百人でやるようなときがあります。寸分たがわず同じようにやろうとする指導者と、自由にやらせるのとあるんですよ。私はいつも自由のほうなんです。寸分たがわぬようにやるんだったら、北朝鮮のマスゲームでも見たほうがいいと言ってね。

五木　いや、あれはおそろしいほどです（笑）。行進もそうです。ファシズムの軍隊はそうでしたね。ですから、全体はばらばらだけれども、統一がとれている、それが百人百様の要諦《ようてい》だと思うんですね。

帯津　そうですね。

五木　ほんとうに、なんにでも、やさしいことはないですね。ばらばらでありながら、一つということは、なかなかむずかしいものです。

帯津　でも、本来、そうなんでしょうね。

五木　本来、そうなんです。やさしいことなんて、世の中にない。ただ、いま売れている健康本とか、話題になっているものは、これさえあれば全部うまくいく式が、あまりに氾濫《はんらん》していますね。

帯津　多いですね。

五木　正しい日本語を話せば美しくなるとか、いろいろありますね。美容法でも、減量法でもなんでも、そういうふうに簡単に断定するものが。簡単でわかりやすいのはいいのですが、そのぶん大事なものを欠落させてしまっているような気がします。ちょっと話題になっている、オタク評論家の岡田斗司夫《おかだとしお》さんの『いつまでもデブと思うなよ』(新潮新書)という本がありますが、岡田さんのは「レコーディング・ダイエット」というもので、毎日食べたものをノートするだけで、食事のコントロールをしなくても、いつの間にか痩《や》せるという方法ですね。なるほど、と思うところもあります。記録するということは、思い出して、もう一ぺん咀嚼《そしやく》することですから。今日なにを自分が食べたか、漠然として忘れているより、いいですよね。そうか、自分はこんな暮らしをしているのかと自覚するのは。

帯津　昨日のことは、もう忘れちゃってますもんね(笑)。

五木　ただ、あのダイエットに挑戦した人は、品目をたくさん食べると書くのが大変だから、あまり食べなくなると言っていました(笑)。そんなところから、痩せてくるのかもしれませんね。

◎医者の見解◎

民間療法の魅力は百花斉放《ひやつかせいほう》、個性的なところにあります。

Q47　人間の寿命は決まっているか

五木　人の一生ということを考えると、自分ではどうしようもない力のようなものに、突き動かされているような感じがすることが、ときどきありますね。一生のできごとのプログラムは、生まれる前にできていて、本人の意志、希望を含めて、そのシナリオどおりに歩んで幕を閉じるという考えもある一方、いや、そうじゃないんだ、自分の努力で人生を切り開くことができると考える人もいる。他力《たりき》と、自力《じりき》というふうに分けられるかもしれませんが。医学的にみて、人間の寿命というものは、生まれたときに決まっていると考えることはできますか。

帯津　遺伝子の研究者は、DNAの中にプログラムされていて、決まっているというでしょうね。だけど、筑波大学名誉教授の村上和雄《むらかみかずお》さんは、自分の心持ちで、いくらでもプログラムを変えられるんだと言うんです。それは、ほんとうかもしれませんね。

五木　村上和雄さんは、この世には人智を超《こ》える大いなる力、大いなる存在があり、それをサムシング・グレートと呼んでいますね。

帯津　ええ。

五木　生老病死《しょうろうびょうし》とは、人間が肉体をもってこの世に生まれてきたからには、避けられないものです。だとしたら、だれもが平等に病になるのかというと、そうでもない。なかにはいつも元気な人もいれば、次つぎに病気にかかる人もいる。体の不調、名前のつくような病気というのは、人生の中で多かれ少なかれ、だれもが経験するものですが、生まれてから死ぬまで、一度も病気をしない人も稀《まれ》にはいますね。入院をしない人となると、これはたくさんいそうですね。

帯津　私は虫垂炎《ちゅうすいえん》（盲腸）の手術で一度、入院しました。インターンのころでしたけれど。痛風でも入院しましたが、これは自分の病院です（笑）。あまり痛いので自分のところに入院しました。その二回でしょうかね。

五木　痛風は、どういうふうに治されたんですか。

帯津　私の痛風は、発作が起こって、はじめてわかったわけです。それまで検査してなかったんですね。発作の痛さを経験したときに、あ、これは痛風だと自分で思ったんです。痛風の場合、発作が起こると一週間は、なにをやっても、ぴったりとはうまく治らない。だけど、大したことやらなくても一週間すると治る。その点では気楽な病気なんですね。
二回目に発作が起こったときというのは、大洗《おおあらい》海岸にある鮟鱇《あんこう》鍋《なべ》の店で、鮟肝《あんきも》をたくさん食べちゃったあとなんですよ。鮟肝のステーキというのがあって、こんがり焼くと、ものすごく旨《うま》いんです。それを二人前ぐらい食べたらテキメンで、その数日後、発作が起こりました。それからは鮟肝をやめましたが、そこの店に行っても、こういうわけで鮟肝は食べませんからといって、それ以外のものを食べているんです。それでいま抑えていますけど。
五木 なるほど。これ以上食べたら、病気になるとか、症状が悪化するという、その分《ぶん》水嶺《すいれい》みたいなものを、自分自身で知ることができたわけですね。
帯津 ええ。これは危《あぶ》ない、あるいは、これ以上食べたら危ないという感覚を備えないと、いけませんね。まあ直感ですかね。
五木 体が発する信号ということでいえば、病気にも意味があるという考えかたがありますね。その考えでいえば、病気になるときというのは、体が危険信号を発しているのだから、それなりに病とじっくり付き合い、そこからなにかを得るのがよい、人生というステージでは、病気にも意味があるのだから、そう考える人もいます。

帯津　たしかに、病は避けられないものかもしれません。しかし肉体のレベルでいえば、苦しい症状は取り除いてあげないといけないんです。病気であろうとなかろうと、これは大事なことで、痛いとか、呼吸が苦しいというのは、取らないといけませんよね。それが一つあります。

心のレベルでは、不安とか、そういうものが取り除かれて、いろいろなことから自由になるという境地を、回復してあげないといけないでしょう。

五木　そうですね。

帯津　いのちのレベルでは、霊性を高めるというか、これはむずかしいですけど、病を契機に、なんとしても高めるということを、サポートしてあげなければいけませんね。

ほんとうに、むずかしいですね。病という状況にある一人ひとりに対して、医者がいま言ったことをしっかりと認識して、少しでもそれに合ったようにやっていくというのが、いいのだろうと思うんですけど、なかなか百点満点にはいきませんよね。

五木　医者も患者も、人間の体というのは複雑である、簡単なことじゃないぞということを認めて、その複雑さを突き抜けることができれば、愚直にやろうというところへ到達できるわけですね。健康と病気というものは、循環運動だと思いますよ。

帯津　ええ、そうですね。

五木　だから、迷いつつも、愚直にやるというか。

帯津　ああ、いい言葉ですね。

五木　虚実皮膜《きょじつひまく》のあいだというけれども、真理とは、そういうところにあるものなのでしょうね。その方向へ行く道の一つとして、とことん愚直にやるというのもあって、その代わり、やって失敗しようが、後悔はしないという覚悟を決める。けれども、玄米を食べればいいんだと信じた人が、あるとき突然、ステーキを食べたくなって食べる、ということもありますね。どんなに信仰が篤《あつ》くても、ついつい裏切ってしまうといいますか。目の前の欲望や、苦痛、不安を突き抜けるというのは、ほんとうにむずかしいことなんですね。

ですから、間違った療法を信じて、死ぬことがあるかもしれない。だから、やるときには、自分が死んでも後悔しないと、ある程度は決意しないとだめですね。

帯津　そうですね。

◎医者の見解◎

人間の寿命は、その人の覚悟のなかにある、と言っても過言ではありません。

Q48　民間薬はなぜ廃《すた》れないのか

五木　むかしよく、富山の薬売りがやってきて、一年分の薬を置いていき、次に来たときに使ったものを補充していましたね。あの薬箱に入っているものは、ほとんど民間薬だと思うのですが、どんなものが入っていましたっけ。

帯津　私の子供のころは、痒《かゆ》みを取る軟膏《なんこう》とか、頭痛に効《き》く生薬《しょうやく》などではなかったでしょうか。

五木　私は、いまでも点温膏《てんおんこう》という、インスタントお灸《きゅう》みたいなのを、足の三里や丹田《たんでん》に貼るんですよ。製造元の能書きを読むと、温感刺激のあるノニル酸ワニリルアミドや、血液の循環をよくする酢酸《さくさん》トコフェロールなどを配合してあり、患部を温《あたた》め毛細血管を拡張し血行を改善し、肩凝《こ》り神経痛に効果があるとありますが、これは西洋薬なんですか。

帯津　成分からみると西洋薬ですね。

五木　前に話題にのぼった、キュウレイコンというのも、温熱効果のある貼《は》り薬ですが、オオバク、サンシシ、バンショウなどの生薬を十種類配合したものといいますから、これは民間薬ですね。

帯津　そうです。典型的な民間薬です。

五木　小田原に「透頂香ういらう」という丸薬《がんやく》がありますけれど、この効能書きがすごいんです。まず箱に「懐中必携之霊剤《かいちゅうひっけいのれいざい》」と書いてあります。効能は胃痛、腹痛、めまい、食中毒、腹くだし、頭痛、動悸《どうき》、その他急病皆奏功とあります。もともとは中国、元《げん》の人、陳延祐《ちんえんゆう》、この人は自ら陳外郎《ういろう》と名乗っていたらしいんですが、その人が南北朝期の応安《おうあん》年間に渡来して家伝の薬を作ったのがはじまりといわれ、江戸時代には大評判となり、二代目市川団十郎が「外郎売」という歌舞伎を演じたほどだったとか。

帯津　成分や製法についてはよく知りませんが、いまでも、これを秘薬的興味で用いている人がいますよ。

五木　私はもらって飲んだことがありますが、これは根強いファンがいますね。海外出張のときは必ず持っていくという人が何人もいます。

帯津　そうですね。

五木　ほかに、むかしよく飲んだのが、民間薬の代表選手みたいなゲンノショウコ。

帯津　さっきお話ししました『赤本』ですけれど、初版発行が大正十四年二月二十五日。九百ページを超える大作です。表紙が赤いので『赤本』といわれているのでしょうね。高血圧の人のための断食療法、便秘の人に対して「ハブ草粉末」、肝硬変には唐《とう》ゴマ、マンジュシャゲ療法と足の裏の灸《きゅう》、それからゲンノショウコなど、世にいう民間療法が余すところなく、微に入り細に入り書かれています。

五木　ああ。このあいだ、ミミズのなんとかというのをもらったんですよ（笑）。

帯津　ミミズは、生薬名は地龍《じりゅう》ですね。天龍というのがヤモリのたぐい……。

五木　ミミズはなにに効くんですか。

帯津　解熱《げねつ》とか、脳の血流改善ですね。

五木　ミミズは漢方ですか。

帯津　漢方です。

五木　むかしから、子供の引きつけとかに飲ませる「宇津救命丸」というのがありましたよね。なんにでも効きそうな感じの薬ですが。地方のお寺を回っていると、延命酵母・黒酢屋本舗なんていう看板が出ていたりします。六神丸とか熊膽圓《ゆうたんえん》とか、いろいろ思い出しますが、いま逆に、そういうものが、もてはやされるところもあるんじゃないですか。

帯津　化学合成薬品でないというところで、体にやさしいというようなことが評価されるんですね。そういうのはいいと思うんです。

五木　近代の医薬品は副作用が強すぎて、それによるダメージが相当大きかったから、それを怖がっているのでしょう。それから、赤ちゃんの胎盤を使ったものもあるそうですね。

帯津　胎盤療法ですね。プラセンタ（胎盤）療法は以前からあるんですよ。私が医者になりたてのころ、静岡の病院にちょっと勤務していたことがあるんです。その近くに、医者ですけど、もっぱらそれをやっている先生がいましたね。

五木　胎盤を飲むんですか。

帯津　いや、いまは注射ですね。つづけている医師は、やっぱりなにかいいところを見つけているんでしょうね。だから私はやるんだと、はっきり言ってますからね。

五木　あれもガンの治療薬です。

帯津　ガンとはかぎりません。まあ、なんとなく、体の底力を上げるような感じで使われてますね。

◎医者の見解◎

民間薬には大地の臭《にお》いがします。地に足をつけ、じっくりと、これを賞味すべきというところでしょう。

Q49　老化はそんなに悪いことか

五木　最近、老化防止、老化を食い止める、老化の速度を遅らせるなどということが、療法として急速にひろがっていますね。いわゆるアンチ・エイジングの考えかたですが、これには、私は異論があるんです。

　このあいだ、ある本を読んでいたら、老化はそんなに悪いこと、いやなことではない。つまり老化はマイナス面だけじゃなくて、良い面もあるんだという考えかたに出会いましてね。老化していくことによってできてくる、脳細胞のシンジケートと表現していたけれども、そういうシステムが多様になっていく。つまり、少ないもののあいだで、お互いに協力し合って、ちがう役割、いままでやらなかったこともやってくれるようになる。そういうふうに考えられるのではないかというんです。

　その意見に、同感ですね。人間は、そういうつもりで生きていったほうがいいと思うんですが。

帯津　老化は、大自然の摂理《せつり》ですよ。大自然の摂理に則《のっと》って、あるがままに生きるのが本来の人生です。アンチ・エイジングなんて、言葉からして、こざかしい感じがしますよね。

五木　そうですね。抗生物質、抗ガン剤……つまり「抗」＝アンチとつくものは、あまり好きではありませんね。それといま、はまっている人が多いようなんですけれど、脳の老化を防ぐというゲーム、脳トレ……。

帯津　川島隆太《かわしまりゅうた》さんですね。東北大学未来科学技術共同研究センターの川島さんが言いだした、脳を鍛えるトレーニングですね。

五木　私は、あれよりは、喜びや悲しみの感情を豊かにするトレーニングをやったほうが、ずっといいと思ってるんです。つまり情トレ、感情トレーニングのほうがいい。脳トレを一生懸命、無表情で黙々とやっているだけじゃだめで、やっぱり、うまくいったといっては笑い、失敗したといっては悲しむという、表情の豊かなほうがいいというところがありませんか。

帯津　情トレはいいですね。

五木　私が講演に行って気がつくことで、どうしても笑わないグループというのがあって、学校の校長先生の会と、坊さんの会と、医者の会（笑）。これはなかなか笑わない。

帯津　そうですね。いつか校長さんの会で喋《しゃべ》ったら、半分ぐらいの人が眠っているんで、まいっちゃいましたよ（笑）。

五木　このあいだ、日本仏教会の五十周年というのがあって、私に話をしろというので行ったんです。いろんな偉いお坊さんが、みんな集まって来ているのだけれど、話しながら見ていると、ただ目を閉じているのか、瞑想しているのか、それとも眠っているのかわからないんですよ（笑）。なかなかむずかしいですね。

帯津　医者を代表として、彼らはみんな感情の幅が小さい（笑）。情トレする必要がありますね（笑）。

五木　まあ、柔軟な心が欲しいですね。たしかに、老いとともに脳の細胞はどんどん減っていくけれども、シナプスやいろんな形で、少ないのをやりくりして、再組織して、むしろ三十歳ごろから脳の総合的な能力はかえって増す、と言っている方もいますね。年をとったから、呆《ぼ》けるということだけではなくてね。

全体的にいえば、年を重ねていくごとに、増えていくものもあるというふうに考えたほうが、いいのかもしれないですね。つまり、やりくりが上手《じょうず》になっていくと。体のやりくりも、若いときにくらべて上達する。私自身、若いときは、やりくりできなかったからダメージが大きかったけれども、最近、いろいろとやりくりしているなと気がつきますね。

一般的に、若いときは柔軟で、年をとると硬くなってくるというのが定説でしょう。でも、体のやりくりに関していえば、体の中のいろんな力が一生懸命、あちこち相談しあったり、ちょっとこれが足りないから、一時的にこれで代用しとこうかみたいなやりくりが、自分で上手になったような気がするんですね。

帯津　いいですね、その考えは。

五木　そういうふうにして、もたせていかないと、体がもたない（笑）。

◎医者の見解◎

老化は、やはり大自然の摂理です。敬意を抱いて、自分の老いにも、他人の老いにも接していこうではありませんか。

Q50　自分の食をどう考えたらいいか

五木　ずいぶん長い時間、いろいろとお話しいただきました。今日、帯津さんは、外国からまっすぐこちらに、駆《か》けつけてくださったとか。どちらからですか。

帯津　バリ島です。今朝着いたんですよ。

五木　そうでしたか。インドネシアは、わりと早朝便なんですよね。

帯津　そうそう。夜、動いているんです。

五木　バリ島はお仕事ですか。

帯津　インドネシアでは、棚田の小さい田んぼで、米をつくっているんですね。そこから古代米が出たというんです。その米を使って、健康食品をつくってみようかという日本の会社がありましてね。

わりあいにしっかりした会社で、ときどき研修旅行みたいなのを計画するんです。今回はバリ島のウダヤナ大学と、一日だけなんですが、ワークショップをやったんです。

あちら側のスピーカーが二人、こちらは三人で、古代米の効用を討議したんです。

五木　バリの参加者はどんなかたですか。

帯津　あちらは農業関係の人が多かったですね。日本からはむしろ医者が多いのですが。この古代米を健康食品にできないかというのです。バリ島は黒米です。ほんとに真っ黒なんですね。自然農法でね。一つの田んぼが小さいから、近代的農機具は少ないんです。ほとんど手作業ですね。

五木　バリ島の棚田《ライステラス》は、ぜんぶが黒米なんですか。

帯津　でもないんですが……。白い米もあるし、赤米もある。黒米が古代米にあたるんですね。

五木　黒米って、体にいいんですかね。

帯津　いや、そこまでは、私もよくわかりません。ただなんとなく、古代米ですから、悠久《ゆうきゅう》の自然が入っているでしょう（笑）。

五木　一般的には、なにかに効《き》くとか、そういうものがありますか。

帯津　まあ、そういうとおかしいですけど、たいていのものに効くんですよ（笑）。免疫力賦活《ふかつ》作用もあれば、血管を柔らかくするとか、血液をさらさらにするとかね。効能だけ見れば万病に効くような気もしますね。薬じゃなくて食品ですから。

五木　バリ島には、特別な民間療法みたいなものはあるんですか。

帯津　ジャムーというのがあるんですね。植物の根や葉からつくった、漢方のようなものです。

ジャムーはジュースにするんですけど、たいていのものは、自然の薬草のたぐいですね。目の前でやってくれました。ぜんぶ手作業です。ジューサーは使いますけどね。薬草的な意味合いのものと、自然食品のようなものと、日常の食べ物とをうまく混ぜて、ジュースにして飲むんです。

五木　ほう。それは健康飲料？　それとも民間薬の一種になるんでしょうか。

帯津　どちらとも、曰《いわ》く言いがたしですね。いろんなレシピがあるわけです。こういう病気にはこれとか、いろいろ聞きましたが、私には、よくわかりませんでした。

精力剤というのがあったから飲んでみたんですよ。どんな効き目が出るかなと思っていましたが、でも、わかりませんでしたね（笑）。

五木　それはまあ（笑）。

帯津　やはり、専門的な処方があるんですね。学者で年とった男の先生がつくってくれたんですけど、なんともいえない、微笑《ほほえ》ましいものですよ。そのかたは農業大学の先生でした。民間薬といってていいかもしれませんね。バリ島の生活は中国と似てますが、漢方ではないんですね。

五木 宗教的なバックグラウンドは……。

帯津 ヒンドゥー教ですね。イラスム教もありますけれど。そういうことをやっている人のほとんどは、ヒンドゥー教のかたです。

五木 じゃあ、アーユルヴェーダの影響もあるんでしょうね。

帯津 そうでしょうね。

五木 ところで、健康維持のために、食事はとても関係が深いと思うんですが。

帯津 三食ですからね。健康食品のことを考えても、影響が大きいと思いますね。ただ、いろいろなやり方があって、どうも、いろいろな患者さんたちと付き合っていると、私、だんだん万人向きの方法はないな、という気になってきましてね。その人になにがいいかは、その人が決めるしかない。自分の食はこういう考えでやるんだと。それでいいと思うんですね。

五木 ほんとに、そうですね。

帯津　五木さんはお忙しいので、食事はどうしても、不規則になりがちでしょう。

五木　もう、自由勝手にという感じです。直感を頼りに、身体語というか、体とのコミュニケーションをとって。たとえば、人間というのは今日食事が足りなくても、バランスがとれなかったら必ず補うという働きがあって、いろんな形で補っていくものと信じてやっています。

このあいだ山形のほうへ行ったら、朝の四時から起きて、忙しいときには十六時間ぐらい仕事をするという人が、ご飯を一回に、二合食べると言ってましたね。

帯津　一人で二合は、大食いですね。

五木　一人が一食に二合。そのくらい食べないと力が出ないと。ご飯と漬け物ですね。むかしの農村には、お米と漬け物ぐらいしか食べないで、俵を担《かつ》ぎ上げたり、相撲取りのようないい体の人がいっぱいいたんですね。ところがいまは、農村の若者でも虚弱な人がたくさんいるそうです。

私は、とにかく本来体には、補うという作用があるだろうから、自分の食生活については、成すがままです。あまり完全にバランスのとれた食事をしてたら、かえって補う力が弱まるんじゃないですか、免疫力といっしょで。

帯津　ええ、その考えかたは、甲田光雄《こうだみつお》さんの甲田式ソフト断食に通じるものがありますね。甲田さんの療法は、朝食を抜くことで、一時的な飢餓状態をつくって補完力を保つという考えですが。

五木　ただ、人工的に飢餓状態をつくるというのも、どうもよくない気がしますね。食べたくないときは食べないし、欲しいと思ったら食べる。忙しいときは、食事のことなんか忘れていることもありますよね。

帯津　甲田先生のは、玄米菜食が一つの基本ですね。それに、少食というカロリー拒否の考えですね。私は以前、甲田先生に頼まれて、ときどき関西で講演したことがあるんです。講演に行きますと、玄米ご飯のお弁当を食べさせられるんですよ。せっかく大阪まで来たんだから、帰りに新大阪駅近くの鰻《うなぎ》屋へ入って、一杯飲むのが楽しみなんですけど、玄米弁当を食べさせられるとそれができないから、結構です、結構ですといって辞退したんです。そうしたら若いかたに「帯津先生にお持ち帰りになっていただきなさい」と、でかいお弁当を持たされました。でも帰りには、鰻屋へ入りました。玄米弁当は横へ置いたまま鰻を頼んで、一杯飲みました（笑）。

五木　前にお話ししましたが、玄米の効能についての情報も、そのままうのみにするのも問題かなと思います。最新の情報によりますと、玄米のヌカの部分に含まれるフィチン酸というものがミネラルと結合して、フィチン酸塩をつくるそうです。フィチン酸塩は腸からの吸収が悪いため、長く摂《と》りつづけていると、ミネラル不足になるといいます。ほかにも種皮に残された農薬の問題もあるといいますが、まあ、一つのことに固執すると、リスクも大きいということでしょうか。

帯津　そう思いますね。

五木　食というのも、最終のところは、先ほども話したように、百人いたら百人の療法があるから、一応、基本というか、それを参考にして、自分なりのものを、自分で見つけるということが、大切なんだろうと思います。

帯津　そうですね。

五木　朝飯は抜いたほうがいいという人もいるし、朝ご飯を食べないと力が出ないという人もいるし、それでいいんだろうと思いますね。

帯津　だから、私よく言うんです。玄米菜食してても、ちゃんとガンになる人はなるし、気功の名人でも、ガンになりますよと。それはそれぞれの人生で、仕方がないと思うんですね。

五木 そうなんです。

帯津 病という状況は、つねにあるわけですから。

五木 ほんとうにそうです。前作の『健康問答』で、塩分を摂《と》れという先生のことをお話ししましたでしょう。高血圧の人に、生卵を割ったところにお醬油をダーッとかけて食べなさいなんて、相当荒っぽいことを言って人気だった。受講料が七万五千円かなんかで、三時間ぐらい喋《しゃべ》りつづける。それでもウエイティングがすごくあったそうです。その人に私は興味を持って、ちょっと読んでみようと版元に聞いたら、いや亡くなりました、というので、それじゃだめだと読まなかったんだけれど（笑）。今回よくよく聞いてみたら、九十何歳かで亡くなったといってました。

とにかく、高血圧でもなんでも、塩分を摂れ、醬油を飲めと主張したんですね。ふつうの医学の常識からいうと、むちゃくちゃな話なんだけれども。

帯津 九十何歳とは、大往生ですね。

五木 大往生ですね。

帯津 熱《あ》つあつのご飯の上に、生卵を割って、醬油をかけて食う。それで九十何歳まで生きる。言うことないですね（笑）。

五木　最近、夕刊紙に出ていた記事ですが、世界の国民の中で、日本人の脂肪の摂りかたは非常に少ないと。脂肪をあまり摂らないのも、いろいろよくない、一日百グラムぐらいは摂れというんですね。

要は、魚だけではだめだという説なんですね。ある程度、説得力があるなと思いました。魚だけ食べていればいい、野菜だけ食べていればいい、とにかく、むかしの日本人の食生活がいちばんいいと、さかんに言われているでしょう。でも、そうかなと疑問をもつことがありますね。

明治生まれで、ヨガを基本にした「積極哲学」の提唱者・中村天風《なかむらてんぷう》さんという人の説は、牛肉はしばらく寝かせて、おいしい感じにして出すから、あれは腐敗肉である。腐敗肉を食べるのはよくない。いっさい食べるなという説なんだけど、「いっさい」ということには、ちょっと疑問をもつんですよ。

帯津　私、生卵をかけて食べるのが好きなんですけどね、卵かけご飯。

五木　いや、あれは美味《おい》しいですよね。

帯津　醤油の濃いところが、旨《うま》いんですよね。まだらになって、醤油の薄いところと濃いところができるんですけど、濃いところが旨《うま》い。だから私も、塩分は思いきって摂ったほうがいいと思っています。ただ、塩分主義の先生とちがって、私の場合、反省したら次の日はなるべく避ける。自分で軌道修正していけばいいと思うんですよね。あ、昨日は摂りすぎだなと思ったらね。

五木 そういうことですね。私も同感です。ちょっと食べすぎたと思うと、次の日は食べないようにしてますから。軌道修正していけばいいんですよね。塩分は一ミリグラムでも摂らないとか、肉は一かけらも食べないとか、そういう厳格主義は、逆にストレスがたまると思います。

帯津さんのいいところは、美味しいと思って食べてる。美味しいと思って食べるのと、こわごわ食べるのとでは、やっぱりちがう。美味しいと思って食べるのが大事なんですよね。

帯津 「主義」になっちゃうといけないんじゃないですか、菜食主義、玄米主義……。

五木 そうですね。食の言い伝えのようなものがありますね。「むかしからこういわれているから、そういうふうにしてはいけない」というようなことが。

食べ合わせなどもそうですね。鰻《うなぎ》と梅干しとか、天ぷらと西瓜《すいか》とか、蟹《かに》と氷水とか。日常生活のなかで、私たちは無意識に、そういわれているというので、何十年もずっとやりつづけてきたでしょう。ご飯を食べてすぐ横になるのはよくない、寝るのはよくないといいますね。食事のあとはちょっと歩けと。

貝原益軒《かいばらえきけん》も、歩けと言っていますね。

帯津　食べたらすぐ歩けと言ってますね。いま京都の高雄病院理事長の江部《えべ》康二《こうじ》さんという漢方の大家は、糖尿病の治療法として、食べたあとは歩けということを提唱していますね。ご自分が糖尿病なんですね。

五木　でも、食べたあとって眠くなりますね。うんと食べると、胃に血液が行ってしまうせいか知らないけれど、横になると気持ちがいいものですから。

帯津　五木さんは、腹六分目ぐらいなんですか。

五木　そうそう。あんまり量は食べないんですよ。

帯津　いつも感心しているんです。お鮨《すし》だって上品に召し上がるでしょう。私なんか、つい食べすぎちゃう（笑）。

◎医者の見解◎

食に対する理念を持とう。それでこそ人間なのですから。

大いなるいのちの流れについて——おわりに

帯津良一

この二冊目の『養生問答』でも、私は五木寛之さんという名伯楽《めいはくらく》を対話者に得て、十二分に思いを晴らすことができました。一冊目もそう思い、あれから一年も経《た》たないのに、また十二分にというのは不思議な気もしますが、人間、常に進化しているからなのではないでしょうか。

五木寛之さんも進化すれば、私も進化する。ここで、あえて進化という表現を用いたのは「進化論」のチャールズ・ダーウィンが好きだからです。いや、彼だけではありません。ホメオパシーの創始者ザムエル・ハーネマン。物理学に初めて「場」の概念を持ち込んだマイケル・ファラデイ。細胞病理学を打ち立てて西洋医学の基礎を築いたルドルフ・ウィルヒョウ。人智学《じんちがく》のルドルフ・シュタイナー。少し遅れてやってきたホリスティック医学のジャン・クリスチャン・スマッツといった絢爛《けんらん》たる十九世紀群像が好きなのです。考えただけでも胸が熱くなってきます。『養生問答』のテーマは民間療法。狭義では代替《だいたい》療法の一つです。広義ではイコール代替療法と考えてもよいでしょう。どちらでもよいのですが、民間療法という言葉には、代替療法にはない土の匂《にお》いがするのがいいと思っています。来《こ》しかた行《ゆ》く末《すえ》を通じての、かなしみの大地の匂いです。

五木寛之さんと向き合うと、わが内なる生命場が煮えたぎり、言葉がいくらでも迸《ほとばし》り出てきます。これが言霊《ことだま》というものなのでしょうか。

その言霊に身を委《まか》せながら、民間療法の世界が、いかに広く大きいものであるかに気がついたのです。――これは一つの文明ではないか。メソポタミア文明とか黄《こう》河《が》文明とかに匹敵する、民間療法文明とでもいうべきものなのではないか。

とすれば西洋医学も一つの文明、民間療法との対立の構図は、ハンチントンではありませんが、まさに文明の衝突というべきかもしれません。文明の衝突、これは一大事である。たかが民間療法などと嘯《うそぶ》いている暇《ひま》などないのです。私たちは、民間療法について、もっともっと多くを、もっともっと真摯《しんし》に語りつづけなければならないのです。楽しくも、身が引き締まる思いがするのは、私だけではないでしょう。

まず、五木寛之さんが語りました。

民間療法にあまりにもエビデンス（科学的根拠）を求めすぎると、民間療法にそなわっている大事なものが失われてしまいそうな気がする――。

同感を超《こ》えて、敬意を抱くばかりです。

西洋医学側にしても、代替療法側にしても、これほど明言できる人は少ないのではないでしょうか。五木さんの、作家としての資質のしからしむるところでしょう。失われてしまうものの筆頭は「直観（感）」ではないでしょうか。それもアンリ・ベルクソンの哲学的直観です。

内なる生命場のエネルギーが高まって、溢《あふ》れ出るとどうなるか。空中《くうちゅう》を上昇して、虚空《こくう》の大いなる「いのち」と衝突すると、そこに直観が生まれる。そして次の瞬間、生命の躍動（エラン・ビタール）が起こって、私たちは歓喜に包まれるという。

一方、私たちの生命《いのち》は、科学技術のおかげで地上で快適な生活を手に入れることになりました。これはこれでありがたいことです。しかし、歓喜と快適さと、どちらが私たちが生きていく上で大事であろうか、とベルクソンは問いかけます。それは言うまでもなく、歓喜のほうでしょう。大いなる喜びこそ、養生《ようじょう》の要諦《ようてい》であるからです。

そこで、哲学的直観は科学に優《まさ》るというのが、ベルクソンの解答です。哲学者の自信のほどがよく窺《うかが》える話ではありますが、哲学者でなくとも、医療の最前線に身を置いた者なら、よくわかる真実です。

医学は科学だが、医療は患者を中心に家族、友人、さまざまな医療者の織り成す「場」の営みであるからです。当事者の一人ひとりが、自らの内なる生命場のエネルギーを高めながら、他の生命場に思いを遣《や》ることによって、共有する医療という場のエネルギーを高めていき、その結果、すべての当事者が癒《いや》されるからです。これが医療です。科学だけではどうにもならない直観の世界なのです。

次が、虚空に始まり虚空に還《かえ》る、大いなるいのちの流れです。科学だ、エビデンスだという声が、あまりにも喧《かまびす》しくなると、私たちは得《え》てして、自分がそのなかに身を置いている、大いなるいのちの流れを見失ってしまうものです。

私は、この大いなるいのちの流れを、しっかりと体感するために、二年に一回、中国内モンゴル自治区のホロンバイル草原に立つことにしています。なにしろ、空の青、雲の白、草の緑の三色の世界です。しかも、四方八方が地平線。ここに一人立つとき、虚空のなかに頭を突っ込んでいるような気持ちになるのです。

草原は、私たちにさまざまな表情を見せてくれます。夏の午後、陽炎《かげろう》のなかに揺《ゆ》れる草原。真紅の夕焼けに燃える草原。満天の星空の下《もと》にひっそりと息づく草原。そぼ降る雨に煙る草原など、いずれをとっても兄《けい》たり難《がた》く、弟《てい》たり難しといった素晴らしさです。

なかでも圧巻は、草原の日の出です。東の空が白みはじめる。凝視《みつ》めていると、いきなり太陽が顔を出す。その太陽はまるくはない。ピカッと光った途端《とたん》、一瞬にして世界は黄金色《こがねいろ》に変わり、光の圧力のために、私たちは後ろに吹き飛ばされそうになります。

次の瞬間、いつも研究室で光の圧力を測定している『三四郎』（漱石）のなかの野々宮宗八《ののみやそうはち》さんを想い出し、同時に『易経《えききよう》』のなかの、

天行健《てんこうけん》なり

君子は以《もつ》て自彊《じきよう》して息《や》まず

が思い浮かび、さらになんの脈絡《みゃくらく》もなく、人間の計《はか》らいの小ささを思い知ったものです。大いなるいのちの流れに触《ふ》れて、圧倒されたのではないでしょうか。

それからというもの、ホロンバイル草原の虚空は、私のふるさと、ハイマートになってしまったのです。

そして、二〇〇七年の七月、南太平洋のバリ島に行きました。バリ島の自然と伝統を基調に、自然療法に関するワークショップが開かれたのです。バリ島は昔から、スピリチュアルな癒しの島で知られています。実際、胃ガンを西洋医学の力を借りずに、自らのヒーリングを中心に、さまざまな代替療法を駆使して、これを克服しようとした私の盟友が、最後に、その残れるすべての力をふり絞《しぼ》って行ったのがバリ島だったのです。

さらには、私の敬愛してやまない伊那谷《いなだに》の老子こと、英文学者の加島祥造《かしましょうぞう》さんが、伊那谷の次に好きなのが、このバリ島だと言うのです。

そんなことで、私はバリ島に出かけていったのです。そのバリ島は、どこか中国の田舎《いなか》に似ていました。入国審査の、あきれるほどののろさ。街に溢れるオートバイ。老いも若きも、男も女もオートバイです。郊外あるいは田舎のほこりっぽい道路には、裸電球の小さな飲食店が軒《のき》をつらねています。

それでも、人びとの旅行者に対するやさしさは無類で、これは中国の比ではありません。その上に、ホテルの良さはどうでしょう。いずれも、北京《ペキン》や上海《シャンハイ》の五ツ星級です。昔から白人の旅行者が多かったために違いありません。私の大好きなサマセット・モームは、この地に足跡を印《しる》したことがあるのだろうか。これはこの次のテーマにしよう。ふと、そんな思いに捉《とら》われました。

たしかに癒しの島です。南国情緒のなかに、まちがいなく島のスピリットが息づいています。なかでも夕日が素晴らしい。椰子《やし》の木々のあいだ、白い波頭の向こうを、鶏卵《けいらん》の黄身のような、ひときわ大きな太陽が、ゆらゆらと沈んでいくのを見たとき、大いなるいのちの流れのなかにある自分を、しみじみと感じるものでした。

モンゴル草原の日の出と、バリ島の夕日、今日も日は健《すこ》やかに巡《めぐ》っていく。絢爛たる十九世紀群像も、われらがベルクソンも、そして、あなたも私も、この循環のなかに在るのです。このことを肝《きも》に銘《めい》じた上で、これからも西洋医学と民間療法についで、さらには医療と養生について、五木さんと語りつづけていきたいと思うのです。

今回も、平凡社編集局の高丘卓さん、ゆうゆう企画の渡辺文代さん、安藤優子さん、速記の小橋和子さんをはじめ、関係者の皆さんにお世話になりました。あらためて、心から感謝申し上げます。

平凡社ライブラリー　696

養生《ようじょう》 問答《もんどう》

平成の養生訓

発行日…………2010年2月10日　初版第1刷

著者……………五木寛之・帯津良一

発行者…………下中直人

発行所…………株式会社平凡社

〒112-0001　東京都文京区白山2-29-4

電話　東京(03)3818-0742[編集]

東京(03)3818-0874[営業]

振替　00180-0-29639

印刷・製本 ……株式会社東京印書館

DTP…………株式会社あおく企画

装幀……………菊地信義・中垣信夫

ISBN978-4-582-76696-7

NDC分類番号498.3

B6変型判（16.0cm）　総ページ310

平凡社ホームページ　http://www.heibonsha.co.jp/

平凡社ライブラリー　既刊より

【日本史・文化史】

【世界の歴史と文化】

【思想・精神史】